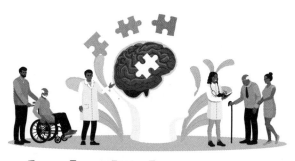

卒中患者
静脉血栓防控与护理

成放群 成沛玉 唐 颖 主编

化学工业出版社

·北京·

内容简介

本书由湖南省湘潭市中心医院护理部精心组织编写,内容涵盖卒中与静脉血栓的概述,卒中患者静脉血栓栓塞症的评估、预防、诊断、治疗、护理,以及静脉血栓栓塞症的防控管理体系建设、护理信息化管理、临床案例分析等重要议题。本书的宗旨在于提升医护人员,特别是护理人员对静脉血栓栓塞症的认识、诊疗及防控能力。书中内容全面而实用,结合了丰富的图表,以步骤、流程、图示及操作要点的表格形式,详尽介绍了压力梯度袜(大腿型)的穿脱方法、抗凝剂的皮下注射技术、间歇充气加压装置的使用方法,以及下肢腿围周径测量技术操作规范。

本书适用于各级医疗机构的医护人员阅读参考,尤其是护理人员和护理专业学生。

图书在版编目(CIP)数据

卒中患者静脉血栓防控与护理 / 成放群,成沛玉,唐颖主编. -- 北京:化学工业出版社,2025.3.
ISBN 978-7-122-47690-6

Ⅰ. R543.6; R473.5

中国国家版本馆CIP数据核字第2025BX3560号

责任编辑:戴小玲　　　　　　　　　　文字编辑:李　悦
责任校对:宋　夏　　　　　　　　　　装帧设计:张　辉

出版发行:化学工业出版社
　　　　　(北京市东城区青年湖南街13号　邮政编码100011)
印　　装:北京云浩印刷有限责任公司
787mm×1092mm　1/32　印张6　字数151千字
2025年7月北京第1版第1次印刷

购书咨询:010-64518888　　　　　　　售后服务:010-64518899
网　　址:http://www.cip.com.cn
凡购买本书,如有缺损质量问题,本社销售中心负责调换。

定　　价:36.00元　　　　　　　　　　　　　　版权所有　违者必究

编写人员名单

主　编　成放群　成沛玉　唐　颖

副主编　王　可　肖　卓　刘　颖　陈彩虹
　　　　　万雨英

编　者（以姓氏笔画为序）
　　　　　万雨英　王　可　王　炎　王海玲
　　　　　王淼珍　成沛玉　成放群　刘　畅
　　　　　刘　颖　苏　瑶　李　文　李　琼
　　　　　李　湘　李文雯　李雅萍　杨振华
　　　　　杨淼鑫　肖　卓　宋　琳　宋艺佳
　　　　　宋利民　张　乐　张　雨　张桂香
　　　　　张晓玲　陈　晨　陈思宇　陈彩虹
　　　　　周　英　周　婧　胡　石　贺　聪
　　　　　徐　强　唐　颖　黄奇云　梁　勇
　　　　　彭　鹏　彭伟雯　曾楚滢　谢　斌
　　　　　蔡彦禹　裴红霞　谭影芳　薛　晶

主　审　夏　红　吴勇军

前言

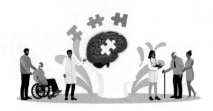

随着全球人口老龄化的加剧，卒中（stroke）作为一种高发病率、高致残率的脑血管疾病，已成为全球公共卫生领域的重大挑战。《中国脑卒中防治报告（2023）》显示，我国40岁以上人群卒中标化患病率为2.64%，缺血性卒中标化患病率为2.30%，出血性卒中标化患病率为0.40%。许多卒中患者因症状严重需长期卧床、活动受限，加之脱水、肥胖等，引起静脉回流障碍，诱发静脉血栓栓塞症（venous thromboembolism，VTE），使其成为脑卒中患者的常见并发症。VTE包括深静脉血栓形成（deep venous thrombosis，DVT）和肺栓塞（pulmonary embolism，PE），严重威胁着患者的生命安全和生活质量。研究表明，20%~70%的脑卒中患者VTE缺乏明显临床症状，如何早期识别脑卒中患者VTE的危险因素成为当前研究热点。因此，对卒中患者静脉血栓的预防与护理实践进行深入研究与系统总结，显得尤为迫切和重要。

本书内容涵盖了卒中患者静脉血栓形成的流行病学特征、危险因素、发病机制、临床表现、诊断方法、预防策略及护理措施等多个方面。首先，从基础理论入手，详细阐述了静脉血栓形成的病理生理过程及其与卒中之间的复杂关系。其次，结合临床实践，总结了有关卒中患者静脉血栓栓塞症的多种预防措施，包括基础预防、物理预防以及药物预防。针对已发生静脉血栓的患者，详细介绍了抗凝治疗、溶栓治疗应用的相关要点，旨在为患者提供全方位、全周期的护理方案。此外，在静脉血栓的预防与护理过程中，患者及其家属的积极参与和配合至关重要。因此，本书在患者及其家属健康教育部分花了一定的篇幅，分别从"入院时、神经介入术前、神经介入术后、出院时以及功能康复锻炼"五个方面进行阐述，旨在协助护理人员帮助患者及其家属更好地理解和应对这一疾病。再有，VTE作为一种最可能被预防的临床疾患，建立和完善医院内的综合防治管理体系至关重要。基于此，本书对静脉血栓栓塞症防控管理体系建设以及护理信息平台的构建和运行进行了系统的阐述。在本书的最后，我们为读者呈现了多个静脉血栓栓塞症临床经典案例，深入分析了每个案例的发病过程、诊断难点、治疗方案及护理要点。通过真实、生动的案例描述，读者可以更加直观地理解静脉血栓栓塞症的临床表现、治疗原则及护理实践，希望能帮助同仁快速掌握疾病的护理要点。

在编写过程中，我们特别注重内容的科学性、实用性和可操作性。一方面，我们广泛查阅了国内外最新的研究文献和临床指南，确保书中内容的科学性和权威性；另一方面，我们坚持"从临床中来，到临床中去"的理念，编者们均是在临床一线工作20年以上的护理管理者或专科护士，具备丰富的理论知识和实践经验，很好地保证了内容的实用性和可操作性，能够为医护人员在解决临床实际问题中提供一定参考。

希望《卒中患者静脉血栓防控与护理》一书可以为全国各大医院在开展卒中患者VTE防治的各项护理工

作提供参考和帮助，同时，我们也期待与广大读者共同探讨、交流和学习，共同推动卒中患者静脉血栓预防与护理事业的进步与发展。

感谢各位编者和审稿专家对本书的大力支持！由于时间仓促，本书可能还存在一些不足之处，敬请读者批评指正，并将问题发送到邮箱：2367345049@qq.com。

成放群

2025 年 1 月

目录

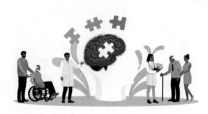

第一章　卒中与静脉血栓概述　001

第一节　脑卒中的定义与类型 …………001
一、脑卒中的定义 …………001
二、脑卒中的类型 …………002

第二节　静脉血栓栓塞症的概念 …………004
一、深静脉血栓形成 …………004
二、肺血栓栓塞症 …………007

第三节　卒中患者并发静脉血栓栓塞症的危害 ……014

第二章　卒中患者静脉血栓栓塞症的评估　016

一、风险因素评估 …………016
二、评估工具与方法 …………020

第三章　卒中患者静脉血栓栓塞症的预防　027

一、基础预防 ········· 027

二、物理预防 ········· 029

三、药物预防 ········· 030

第四章　卒中患者静脉血栓栓塞症的诊断　031

第一节　下肢深静脉血栓形成　031

一、临床表现与识别 ········· 031

二、诊断技术与流程 ········· 034

第二节　肺血栓栓塞症　035

一、临床表现与识别 ········· 035

二、诊断技术与流程 ········· 038

第五章　卒中患者静脉血栓栓塞症的治疗　042

一、药物治疗 ········· 042

二、手术治疗 ········· 045

第六章　卒中患者静脉血栓的护理　047

一、一般护理措施 ····· 047

二、病情观察要点 ····· 048

三、心理护理 ····· 051

四、静脉血栓栓塞症相关护理技术操作流程 ····· 052

五、医院内卒中患者静脉血栓栓塞症防治健康教育 ····· 093

第七章　静脉血栓栓塞症防控管理体系建设　122

第一节　防控管理相关理念 ····· 122

一、医院内VTE防治的重点人群 ····· 123

二、医院内VTE防治的关键动态时点 ····· 123

三、医院内VTE防治的质量评价核心指标 ····· 123

第二节　VTE组织管理架构 ····· 127

一、护理预警管理小组组织架构 ····· 127

二、专科护理小组组织架构 ····· 128

第八章　静脉血栓栓塞症护理信息化管理　130

第一节　智慧护理信息平台的构建 130
一、智慧护理信息平台的主要功能 130
二、院内 VTE 护理预警系统 132

第二节　护理信息平台的运行 133
一、护理信息平台功能的应用 133
二、VTE 护理小组培训 135
三、VTE 风险评估与预防 135
四、VTE 护理管理 135
五、护士对 B 超室检查确定的 VTE 危急值的处理 136
六、监测指标 137

第九章　静脉血栓栓塞症临床案例分析　142

案例一　脑出血 142
案例二　脑梗死 147

案例三　蛛网膜下腔出血·················152

案例四　动脉瘤介入治疗术后·············161

案例五　脑梗死······················170

参考文献 176

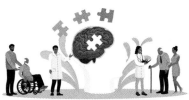

第一章
卒中与静脉血栓概述

第一节 脑卒中的定义与类型

一、脑卒中的定义

脑卒中（stroke），俗称"中风"，又称脑血管意外，是由于脑的供血动脉突然堵塞或破裂，以突然发病、迅速出现局限性或弥散性脑功能缺损为共同临床特征，为一种器质性脑损伤导致的脑血管疾病。

脑卒中是目前导致人类死亡的第二大原因，与心脏病、恶性肿瘤构成人类三大致死疾病。脑卒中是成人首要的致残疾病，约2/3的幸存者遗留有不同程度的残疾。全世界每6个人一生中就有1个人患有脑卒中；每6s就有1个人死于脑卒中；每6min就有1个人因脑卒中而永久致残。脑卒中的发病率、患病率和死亡率随年龄的增长而逐渐增高。随着人口老龄化的加剧，脑卒中造成的危害日趋严重。

二、脑卒中的类型

在临床上根据不同发病性质可分为缺血性脑卒中和出血性脑卒中,其中缺血性脑卒中(脑梗死)约占85%。出血性脑卒中就是人们常说的脑出血或脑溢血,蛛网膜下腔出血也属于这一类。

(一)急性缺血性脑卒中

急性缺血性脑卒中(脑梗死)是最常见的卒中类型,是脑循环系统的病变引起某血管闭塞,从而导致脑神经系统局灶缺血性坏死、功能障碍等连续动态的疾病过程。目前应用最广泛的卒中分型系统是比较类肝素药物治疗急性缺血性脑卒中实验(trial of org 10172 in acute stroke treatment,TOAST)分型、中国缺血性卒中亚型(Chinese ischemic stroke subclassification,CISS)分型(图1-1)。

(二)出血性脑卒中

1. 脑出血(intracerebral hemorrhage,ICH)

是指非外伤性脑实质内出血。尽管其发病率相较于脑梗死低,但致死率却更高,急性期内的病死率可达到30%~40%。高血压合并细小动脉硬化是该病最为常见的诱因,而其他可能的原因则涵盖了动-静脉血管畸形、脑淀粉样血管病、血液系统疾病以及抗凝或溶栓治疗等。

2. 蛛网膜下腔出血(subarachnoid hemorrhage,SAH)

是指颅内血管发生破裂,导致血液流入蛛网膜下腔的

第一章　卒中与静脉血栓概述

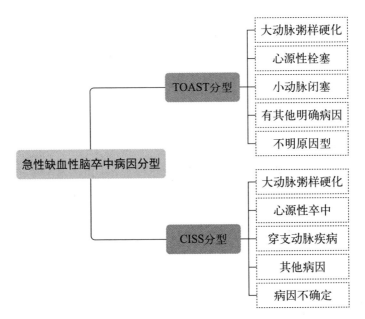

图1-1　急性缺血性脑卒中病因分型

病理状况，它分为外伤性和自发性两大类。在自发性的SAH中，又分为原发性和继发性两种。原发性蛛网膜下腔出血是源于脑底部或表面的血管病变（例如先天性动脉瘤、脑血管畸形以及高血压脑动脉硬化引发的微动脉瘤等）的破裂，使得血液流入蛛网膜下腔，这类情况约占急性脑卒中的10%；而继发性蛛网膜下腔出血则是由于脑内血肿穿破了脑组织，进而使血液流入蛛网膜下腔。

第二节 静脉血栓栓塞症的概念

一、深静脉血栓形成

(一) 定义

深静脉血栓形成（deep venous thrombosis，DVT）是血液在深静脉内不正常凝结引起的静脉回流障碍性疾病，常发生于左下肢。患者表现为下肢肿胀、疼痛甚至功能障碍。如果不及时进行治疗，急性期可能会并发肺栓塞，而后期则会因血栓形成后综合征（post thrombotic syndrome，PTS）而影响生活和工作能力。

(二) 病因及危险因素

1856年Virchow提出的血管壁损伤、血流缓慢和血液高凝状态仍是被公认的导致血栓形成的三大要素。深静脉血栓的危险因素主要分为3种：高危风险因素、中危风险因素、轻危风险因素。

（1）高危风险因素　近期骨科或神经系统重大手术、重大创伤；<3个月内因急性心脏病而住院治疗；既往静脉血栓栓塞；抗磷脂综合征；活动性癌症（取决于癌症类型和阶段）、化疗。

（2）中危风险因素　膝关节镜下手术、静脉导管、口服避孕、激素替代疗法、体外受精（取决于激素的剂量和类型）、妊娠或围生期、炎症和自身免疫性疾病、感染、活动性癌症（取决于癌症类型和阶段）、化疗、充血性心力衰竭或呼吸衰竭、遗传性血栓形成倾向、距离隐股交界处（SFJ）或深静脉交界处（PJ）>3cm且长度>5cm的浅表静脉血栓、卒中伴遗留偏瘫。

（3）轻危风险因素　卧床休息>3天、长时间坐位（如旅行）、高龄、肥胖、浅表静脉血栓、静脉曲张、慢性静脉功能不全、腹腔镜手术。

目前发现，新型冠状病毒感染是一个新的血栓中-高危风险因素。

（三）临床表现

DVT的急性期主要表现有下肢肿胀、疼痛及代偿性浅静脉扩张，可伴有不同程度的全身反应，如体温升高和脉率加速，若病情发展也可以引起强烈的动脉痉挛而致股青肿。血栓发生在不同的部位可有不同的临床表现，若血栓较小、仅仅局限于小腿腓肠肌静脉丛或局部侧支循环已建立，部分患者临床表现并不明显。

（四）临床分型及分期

1. 临床分型（图1-2）

（1）周围型　包括小腿肌肉静脉丛血栓形成和小腿深静脉血栓形成。起病隐匿，小腿疼痛，Homans征阳性（即直腿伸踝试验。患者下肢伸直，将踝关节背屈时，由于腓肠肌和比目鱼肌被动拉长而刺激小腿肌肉内病变的静脉，

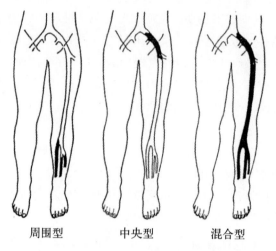

周围型　　　中央型　　　混合型

图 1-2　DVT 临床分型

引起小腿肌肉深部疼痛，为阳性）。

（2）中央型（髂 - 股静脉血栓形成）　发病急骤，先有腹股沟区胀痛，随后下肢迅速出现广泛性粗肿、胀痛，股三角区压痛，Homans 征阴性。

（3）混合型（全下肢深静脉血栓形成）　患肢皮肤呈暗红色，广泛粗肿、胀痛，股三角区压痛，Homans 征阳性。

2. 临床分期

（1）急性期是指发病 14 天以内；

（2）亚急性期是指发病 15～30 天；

（3）慢性期是指发病 30 天以后。

早期 DVT 包括急性期和亚急性期。

二、肺血栓栓塞症

(一) 定义

肺血栓栓塞症(pulmonary thromboembolism,PTE)是指来自静脉系统或右心的血栓阻塞肺动脉或其分支所致疾病,以肺循环(含右心)受阻和呼吸功能障碍为主要临床表现和病理生理特征,是最常见的肺栓塞(pulmonary embolism,PE)类型。PE是以各种栓子阻塞肺动脉系统为其发病原因的一组疾病或临床综合征的总称,包括PTE、脂肪栓塞综合征、羊水栓塞、空气栓塞、肿瘤栓塞等。PTE为PE的最常见类型,通常PE就指PTE。引起PTE的血栓主要来源于深静脉血栓形成。PTE与DVT是一种疾病过程在不同部位、不同阶段的表现,两者合称为静脉血栓栓塞症(venous thromboembolism,VTE)。如果不及时治疗,后期可能会导致血栓形成后综合征,影响正常生活和工作。

(二) 血液循环

人体内的血液在心脏和全部血管(动脉、静脉和毛细血管)组成的管道中循环流动就是血液循环。人体血液循环包括体循环和肺循环。血液由左心室泵出,经主动脉及其分支到达全身毛细血管,再通过各级静脉,最后经上下腔静脉返回右心房,称为体循环;血液由右心室泵出,经肺动脉及其分支到达肺泡毛细血管,再经肺静脉进入左心房,称为肺循环(图1-3)。体循环和肺循环同时进行,通

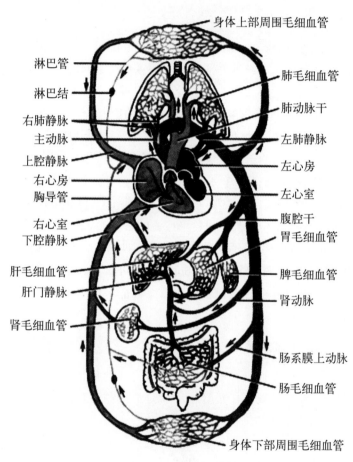

图1-3 肺循环与体循环

过心脏连通，构成完整的循环途径。下肢静脉或其他静脉栓子形成后，随血流通过上/下腔静脉，进入右心房、右心室，接着进入肺动脉。由于进行气体交换的肺毛细血管管腔狭小，栓子无法通过，导致毛细血管堵塞，引起PTE。

（三）病因及诱发因素

PTE由下腔静脉径路、上腔静脉径路或右心腔的血栓引起，其中大部分血栓来源于下肢深静脉，特别是从腘静脉上端到髂静脉的下肢近端深静脉（约占50%~90%）。近年来，由于颈内静脉和锁骨下静脉内插入或留置导管和静脉内化疗的增加，使来源于上腔静脉径路的血栓较以前增多。DVT和PTE具有共同的危险因素，即VTE的危险因素，包括任何可以导致静脉血液淤滞、静脉系统内皮损伤和血液高凝状态的因素，即Virchow三要素。具体可以分为遗传性和获得性两类。

1. 遗传性危险因素

遗传性危险因素常引起反复发生的动、静脉血栓形成和栓塞。抗凝血酶、蛋白S、蛋白C、纤溶酶原等的缺乏，或基因突变以及非"O"血型都可使肺血栓栓塞的发病风险增加。具有遗传性危险因素的40岁以下的年轻患者，即使无明显诱因也易反复发生DVT和PTE。

2. 获得性危险因素

（1）血液高凝状态　高龄、肥胖、口服避孕药、妊娠、产褥期、静脉血栓个人史或家族史、炎性肠病、肾病综合征、恶性肿瘤、抗磷脂抗体综合征、肝素诱导血小板减少症、真性红细胞增多症、巨球蛋白血症、植入人工假体都可以造成血液呈高凝状态,进而导致肺血栓栓塞的发病危险性增加。

(2)血管内皮损伤 手术(多见于全髋关节或膝关节置换)、创伤、骨折(多见于髋部骨折和脊髓损伤)、中心静脉置管、植入起搏器、吸烟、高同型半胱氨酸血症、肿瘤静脉内化疗等,都可以导致血管内皮损伤,使PTE发病风险增加。

(3)静脉血液淤滞 瘫痪、长途航空或乘车旅行、急性内科疾病、住院、居家养老护理等可能导致静脉血液淤滞,增加肺血栓栓塞发生的危险。

因素(1)~(3)既可单独存在,也可同时存在,从而增加PTE的风险。

(4)年龄 是独立的危险因素。随着年龄的增长,肺血栓栓塞的发病率逐渐增高。年龄大于40岁者较年轻者风险增高,其风险大约每10年增加1倍。

(四)临床分型

1. 急性肺血栓栓塞症

(1)大面积PTE(massive PTE) 以休克和低血压为主要表现,收缩压<90mmHg或与基线值相比,下降幅度≥40mmHg,持续15min以上,须排除新发生的心律失常、低血容量或感染、中毒所致的血压下降。

(2)非大面积PTE(non-massive PTE) 未出现休克和

低血压的PTE。如出现右心功能不全或超声心动图提示有右心室运动功能减弱（右心室前壁运动幅度<5mm），则为次大面积PTE（sub-massive PTE）亚型。

2.慢性血栓栓塞性肺动脉高压

以慢性、进行性肺动脉高压为主要表现，后期出现右心衰竭，影像学检查证实肺动脉闭塞。右心导管检查示静息肺动脉平均压>25mmHg，活动后肺动脉平均压>30mmHg。超声心动图检查示右心室壁增厚。

根据发病时间和栓塞面积可以分为：急性小块PTE（呼吸困难伴或不伴有胸痛或咯血）、急性大块PTE（血流动力学不稳定）、亚急性大块PTE（假性心力衰竭或无痛性肺炎）和慢性血栓栓塞性肺动脉高压（慢性进行性呼吸困难）。

（五）临床表现

PTE的症状多样，常无特异性表现，患者出现症状取决于栓子的大小、数量、栓塞的部位以及是否存在严重基础疾病。单发小栓子常无症状，较大栓子可引起虚脱、咳嗽、呼吸困难、发绀、晕厥、抽搐、昏迷甚至猝死等。PTE引起肺梗死时，临床上可出现"肺梗死三联征"，即胸痛、咯血、呼吸困难，仅见于约20%的患者。急性PTE时，咯血主要反映局部肺泡的血性渗出，并不意味病情严重。

1.梗阻部位与表现（图1-4）

（1）大面积肺栓塞 表现为突然发作的重度呼吸困难、

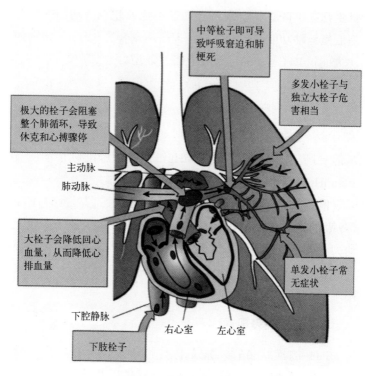

图 1-4 梗阻部位与表现

心肌梗死样胸骨后疼痛、晕厥、发绀、右心衰竭、休克、大汗淋漓、四肢厥冷或抽搐。严重的呼吸困难和剧烈胸痛可引起烦躁不安、惊恐甚至濒死感，为 PTE 的常见症状，甚至会导致患者心搏骤停或室颤而迅速死亡。晕厥可以是 PTE 的唯一或首发症状。

（2）大的肺栓塞　常有胸骨后疼痛及咯血。咯血常为小量咯血，大量咯血少见。当患者原有的心、肺疾病代偿功能很差时，可以产生晕厥及高血压。

（3）肺梗死　常有发热、轻度黄疸。

（4）微栓塞　可以产生急性呼吸窘迫综合征。

2. 体征

主要表现为呼吸系统和循环系统体征。

（1）呼吸急促　呼吸频率增加（>20次/分），不明原因的呼吸困难及气促，尤以活动后明显，是PTE最常见的体征。

（2）心率加快（>90次/分），心悸，咳嗽。

（3）严重时出现血压下降甚至休克。出现低血压时，通常提示大块PTE。

（4）发绀　发生率为11%~35%。

（5）发热　多为低热，可持续一周左右。也可发生高热，达38.5℃以上。发热可因肺梗死、肺出血、肺不张或附加感染等引起，也可由血栓性静脉炎导致。

（6）颈静脉充盈或异常搏动，常提示右心负荷增加。

（7）患肢肿胀、周径增粗、疼痛或压痛、皮肤色素沉着，行走后患肢易疲劳或肿胀加重。但需注意，半数以上的下肢DVT患者无自觉症状和明显体征。下肢静脉检查发现一侧下肢周径较对侧增加超过1cm或下肢静脉曲张，应高度怀疑VTE。

（8）肺部听诊可闻及湿啰音及哮鸣音，还可伴有胸腔积液等。肺动脉瓣区可闻及第二心音亢进或分裂，三尖瓣区可闻及收缩期杂音。

（9）PTE致急性右心负荷加重，可出现肝脏增大、肝颈静脉反流征和下肢水肿等右心衰竭的体征。

第三节　卒中患者并发静脉血栓栓塞症的危害

脑卒中作为我国成人首要的致死、致残病因，其特征显著，包括高发病率、高复发率、高致残率、高死亡率及高经济负担。《中国脑卒中防治报告（2023）》数据显示，我国40岁及以上人群脑卒中现有患者达1242万，平均每10秒就有1人初发或复发脑卒中，每28秒就有1人因脑卒中离世；幸存者中约75%留下不同程度的运动、感觉、言语、认知等功能障碍，还有40%患者出现重度残疾。脑卒中对我国国民的身心健康构成了严重威胁。

静脉血栓栓塞症（VTE）是脑卒中患者常见且非常严重的并发症，是导致患者短期内预后不良及死亡的重要独立风险因素，显著增加患者死亡率。其中，深静脉血栓（DVT）一旦脱落，随血液流动可阻塞肺动脉及其分支，引发肺血栓栓塞症（PTE），这是VTE最为严重的表现形式，常表现为呼吸急促、胸痛，甚至可能导致咯血、晕厥乃至死亡，直接威胁患者生命安全。

然而，VTE的发生常非常隐匿，有20%～70%的脑卒中患者发生VTE可无明显临床症状。而且，目前PTE对脑卒中患者预后的负面影响常被低估。研究显示，脑卒中并发 DVT 的患者中，有 50%~60% 可能进一步发展为 PTE，而 PTE 导致的死亡在脑卒中患者总病死率中占比高达 25%~35%。因此，早期识别并预防 VTE 的发生具有重要意义。

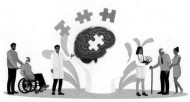

第二章
卒中患者静脉血栓栓塞症的评估

静脉血栓栓塞症（VTE）为脑卒中后常见的严重并发症，包括深静脉血栓形成（DVT）和肺血栓栓塞症（PTE）。40%的脑卒中患者在入院后3周内可发生VTE，而脑卒中患者早期并发VTE是导致患者3个月内预后不良及死亡的重要独立危险因素，并且并发VTE会导致住院时间延长，医疗成本增加。因此，在临床工作中，早期识别、预防VTE尤为重要。

一、风险因素评估

（一）患者自身因素

1. 性别

部分学者认为，女性相较于男性发生脑卒中后静脉血栓栓塞（VTE）的风险更高。这一观点主要基于女性在生命周期中面临的多种特异性危险因素，包括妊娠、避孕药的使用以及停经后雌激素水平的下降，这些因素均与VTE

的发生密切相关。然而，也有研究表明，性别对 VTE 的发生并无显著影响。这种差异可能源于各研究纳入患者的基本情况不尽相同。因此，在评估脑卒中患者 VTE 风险时，需综合考虑患者的性别以及其他相关危险因素。

2. 年龄

高龄是 VTE 发生的高危因素。随着年龄增大，机体功能逐渐下降，静脉瓣萎缩、血管内膜粗糙、凝血功能亢进、肌肉泵血功能降低等都是其重要原因。

3. 肥胖

肥胖患者由于体内脂肪堆积，往往伴随着血液黏稠度增加、血液循环不畅等问题，这些因素都会增加患 VTE 的风险。

（二）疾病相关因素

1. 卒中类型

关于卒中类型对静脉血栓栓塞（VTE）风险的影响，存在不同的学术见解。有研究认为脑出血患者罹患 VTE 的风险尤为显著，这主要归因于患者在急性期需严格卧床静养，且出于防止再出血的考虑，无法接受抗凝治疗。此外，急性期采用的脱水剂及镇静剂治疗手段，也可能使患者血液呈现高凝状态，进一步加剧了 VTE 的风险。也有研究者得出了不同的结论，他们认为，脑梗死患者的 VTE 发生率更高，这背后的原因与脑梗死患者的特定病理生理特征紧密相关。具体而言，脑梗死患者往往存在脑动脉硬化和狭窄的问题，这可能导致血管阻塞，进而影响血液循环。同时，脑梗死患者的住院治疗时间较长，病程也相对较长。这些因素共同作用，使得脑梗死患者成为VTE的高风险群体。

2. 卒中严重程度

卒中严重程度越重，VTE发生率越高。通常使用美国国立卫生研究院卒中量表（National Institute of Health stroke scale，NIHSS）评分作为卒中严重程度的判断指标。NIHSS评分与卒中严重程度直接相关，高评分意味着更重的卒中程度和更显著的机体功能受损。这常导致吞咽障碍和肢体活动障碍的增加，进而影响患者的水分摄入，造成血容量不足，并降低肌肉泵血功能。这些因素共同作用，提高了VTE的发生率。

3. 合并症

糖尿病、高血压、心房颤动等危险因素不仅增加了脑卒中的发病风险，还通过不同的机制导致血液黏稠度增加，使VTE的发生风险增加。感染、恶性肿瘤等导致体内环境发生改变，进而导致凝血因子的异常堆积和血管内膜的粗糙。既往VTE史、静脉炎等使体内血管内膜粗糙、损伤，增加了VTE的发生风险。

4. 既往VTE史

既往有静脉血栓栓塞症（VTE）病史的患者，其血管往往已遭受一定程度的损伤，常处于硬化状态。这种状态下，血管内皮细胞的修复功能会有所减弱，导致血小板更容易在受损部位堆积，从而进一步促进血栓的形成。

（三）治疗相关因素

1. 股静脉穿刺 / 置管

急性脑卒中患者的病情通常变化迅速，常需紧急救治，因此，股静脉穿刺或置管技术被广泛应用以确保对脑卒中的高效抢救，同时也便于实施静脉营养补给和输液治疗。股静脉作为外周静脉的一种，其口径细长、分支众多且静脉瓣较少，周围缺乏深筋膜等坚固组织的支撑，通常血流速度较慢。股静脉穿刺或置管操作容易损伤血管内皮细胞，导致血小板黏附和聚集，进而引发血液积聚。同时，血管损伤还会促进肿瘤坏死因子、组织因子和纤溶酶原激活物抑制物的释放，这些炎性介质会激活凝血系统，加剧血液的高凝状态，从而进一步促进血栓的形成。

2. 长期卧床

长期卧床会减缓静脉血流，堆积凝血因子，扩张静脉并损伤内皮，使血液高凝，增加脑卒中患者 VTE 风险。同时，卧床使腿部静脉流速长期低下，血液黏稠度增加，从而加大 VTE 的发生风险。

3. 脱水剂的使用

脑卒中患者使用甘露醇等脱水剂，会导致患者血液浓缩、增加血液黏稠度，形成高凝状态，并且长期输注高渗药物可损伤患者静脉血管内皮，增加血栓形成风险。

二、评估工具与方法

(一) 量表介绍

为了有效预防 VTE 的发生，应使用合适的血栓评估工具，中国血栓性疾病防治指南推荐对外科患者采用 Caprini 血栓风险评分表进行血栓风险评估，对内科患者采用 Padua 血栓风险评估表进行血栓风险评估。多项研究证实 Caprini 血栓风险评分表和 Padua 血栓风险评估表对于脑卒中患者均有良好的评估价值。目前，国内三级综合医院已普遍地将 Caprini 风险评估作为 VTE 风险评估工具应用于内外科。对疑似急性 PTE 患者可采用 Wells 评估表或 Geneva 评估表进行评估。

1.Caprini 血栓风险评分表（表 2-1）

Caprini 血栓风险评分表是美国外科医生 Caprini 的医疗团队基于外科患者的临床特征而建立的具有个体化 VTE 的风险评估表，是一种有效的 VTE 风险预测评估工具，评估包括患者的年龄、BMI、卧床时间、外科手术、高风险疾病等 40 项危险因素，按照每项危险因素的影响程度赋分 1~5 分，根据总分将患者分为低危（0~2 分）、中危（3~4 分）和高危（≥5 分）。

表 2-1 Caprini 血栓风险评分表

1 分	2 分	3~4 分	5 分
年龄 41~60 岁	年龄 61~74 岁	年龄≥75 岁	脑卒中（1 个月内）

续表

1分	2分	3~4分	5分
肥胖（BMI>25 kg/m^2）	石膏固定	VTE史	急性脊髓损伤（瘫痪）（1个月内）
卧床时间<72h，持续步行<30步	卧床时间>72h	VTE家族史	多发性创伤（1个月内）
口服避孕药或激素替代治疗	恶性肿瘤（处在治疗周期或行姑息性治疗）	肝素诱导的血小板减少症	髋关节、骨盆或下肢骨折（1个月内）
妊娠期或产后（1个月内）	中心静脉置管	其他先天性或获得性血栓症（易栓症）	髋关节或膝关节置换择期手术
异常妊娠	腹腔镜手术（≥45min）	抗心磷脂抗体阳性	
下肢水肿	大手术（≥45min）	凝血酶原G20210A突变	
炎症性肠病史	关节镜手术（≥45min）	凝血因子V Leiden突变	
败血症（1个月内）	介入手术（≥45min）	狼疮抗凝物阳性	
急性心肌梗死		血清同型半胱氨酸酶升高	
严重的肺部疾病，含肺炎（1个月内）			
肺功能异常，COPD			
下肢静脉曲张			
小手术（<45min）			

评估时机：所有卒中患者入院 24h 内完成血栓风险评估，手术（含介入手术）患者术后 6h、转科患者转入 6h 内重新评估，出院前再次评估，当 VTE 危险因素变化时随时评估。

VTE 风险分级：低危，0～2 分；中危，3～4 分；高危，≥5 分。

2. Padua 血栓风险评估表（表 2-2）

美国胸科医师学会（ACCP）推荐使用 Padua 血栓评估模型对内科患者进行 VTE 风险分层，然后根据评估结果采取相应预防措施。临床研究业已证实该模型对降低内科患者 VTE 的发生风险具有较为显著的效果。评估包括活动性癌症、VTE 病史、活动减少、近期的创伤/手术等 11 项危险因素，总分 0～20 分，根据总分将患者分为低度危险（＜4 分）和高度危险（≥4 分）。

表 2-2 Padua 血栓风险评估表

危险因素	分数/分
活动性癌症[a]	3
既往有 VTE 史（不包含浅表性静脉血栓）	3
活动减少[b]	3
已知的易栓症[c]	3
近期（1 个月）发生的创伤和（或）手术	2
年龄≥70 岁	1
心力衰竭和（或）呼吸衰竭	1

续表

危险因素	分数/分
急性心肌梗死或缺血性脑卒中	1
急性感染和（或）风湿性疾病	1
肥胖（BMI≥30kg/m²）	1
目前正在接受激素治疗	1

a 患有局部扩散或远处转移和（或）在近6个月内接受过放化疗。

b 卧床至少3天（由于患者活动受限或遵医嘱）。

c 遗传性抗凝血酶缺乏症、遗传性蛋白C（PC）、蛋白S（PS）缺乏症、凝血因子V Leiden（fvl）突变、凝血酶原G20210A突变、抗磷脂综合征。

注：低度危险，＜4分；高度危险，≥4分。

3.Wells评分（表2-3）

简化版的Wells评分目前已经作为院内或院外疑似急性肺栓塞患者的第一诊疗策略。该量表简单易行，从PTE/DVT病史、4周内手术/制动史、活动性肿瘤、DVT症状/体征等7项进行评分。总分＜2分为低度可能；2~6分为中度可能；＞6分为高度可能。

表2-3 PTE临床可能性评分表（Wells评分）

简化Wells评分	分数/分
PTE/DVT病史	1
4周内手术史/制动史	1
活动性肿瘤	1
心率≥100次/分	1

续表

简化 Wells 评分	分数/分
咯血	1
DVT 症状或体征	1
其他鉴别诊断的可能性低于 PTE	1

4.Geneva 评分（表 2-4）

Geneva 评分是 2014 年欧洲心脏病学会（ESC）肺栓塞指南推荐临床常用的肺栓塞临床预测评分方法，为可疑急性肺栓塞病人提供了诊断依据。评估 PTE 可能性，包括危险因素、临床症状、临床体征 3 个维度，及从 PTE/DVT 病史、1 个月内手术或骨折、活动性肿瘤、心率等 9 项进行评分，总分 0~2 分为低度可能，≥3 分为高度可能。

表 2-4　PTE 临床可能性评分表（Geneva 评分）

修订版 Geneva 评分	计分/分
PTE/DVT 病史	1
1 个月内手术或骨折	1
活动性肿瘤	1
心率 75~94 次/分	1
心率≥95 次/分	2
咯血	1
单侧下肢疼痛	1

续表

修订版 Geneva 评分	计分 / 分
下肢深静脉触痛及单侧下肢水肿	1
年龄＞65 岁	1

注：临床可能性结果评价，0～2 为低度可能；≥3 为高度可能。

（二）临床检查手段

1. 血浆 D- 二聚体测定

D- 二聚体作为纤维蛋白的最小降解产物，是在纤维蛋白酶作用下由交联纤维蛋白被纤溶酶降解产生的。它作为纤溶系统激活的敏感标志物，已成为评估纤溶过程的关键指标。在静脉血栓栓塞症（VTE）事件中，D- 二聚体的水平会出现异常增高。因此，其水平的测定可为 VTE 的诊断提供辅助依据。

当前，D- 二聚体的检测方法主要包括酶联免疫吸附测定法（ELISA 法）、乳胶凝集试验以及全血凝集试验。相较于后两种方法，ELISA 法具有更高的灵敏度和阴性预测价值，其检测结果更为客观，且不易受到检测人员的主观因素影响。正因如此，ELISA 法在 D- 二聚体的临床检测中得到了广泛应用。

在 VTE 的诊断中，ELISA 法检测的 D- 二聚体展现出较高的灵敏度（超过 95%），然而其特异度相对较低。在下肢深静脉血栓（DVT）的情况下，患者血液中的 D- 二聚体水平会上升。但值得注意的是，D- 二聚体的升高也可能出现在其他情况下，如手术后、孕妇、危重患者以及恶性肿瘤患者。因此，D-二聚体的检测适用于急性静脉血栓栓塞症（VTE）的筛查，特殊情况下 DVT 的诊断、疗效评估和 VTE 复发的风险评估。

2. 彩色多普勒超声检查

敏感性高、准确性好，是 DVT 诊断的首选方法。适用于筛查和监测，对股腘静脉血栓的诊断准确率超过 90%，但对周围型小腿静脉丛血栓和中央型髂静脉血栓的诊断准确率较低。根据 DVT 诊断的临床特征评分，可将患者分为高、中、低度可能。连续两次阴性超声检查可以排除低度可能患者的 DVT，而高、中度可能患者建议进一步进行血管造影等影像学检查。

3. CT 静脉成像（CTV）

主要用于诊断下肢主干静脉或下腔静脉血栓。准确性高，结合 CT 肺动脉造影可以增加 VTE 的确诊率。

4. 磁共振静脉成像（MRV）

能够准确显示髂、股、腘静脉血栓，特别适用于孕妇，无须使用造影剂。不适用于有固定金属植入物及心脏起搏器植入者，且对小腿静脉血栓的显示效果不佳。

5. 静脉造影

准确率高，能够详细评估血栓的存在、位置、范围、形成时间以及侧支循环情况，为诊断 DVT 的"金标准"。其缺点为有创性检查，存在造影剂过敏、肾毒性风险以及对血管壁的潜在损伤等。临床上被超声检查部分替代。

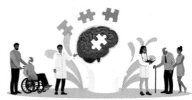

第三章
卒中患者静脉血栓栓塞症的预防

一、基础预防

(一) 健康生活方式

低盐低脂、低胆固醇、高维生素饮食,戒烟戒酒、控制血压血糖。

(二) 补充水分

除非有临床指征,否则应尽量避免患者脱水。在病情允许的情况下,保证患者足够水化,建议饮水 1500～2500mL/d。

(三) 保护血管

采取规范化静脉穿刺技术,避免下肢(尤其是瘫痪侧)静脉输液。

（四）避免损伤

有创操作动作轻柔精细，尽量微创。

（五）鼓励患者早期活动和腿部锻炼

抬高下肢，进行股四头肌等长收缩、直腿抬高、踝泵运动等练习，促进血液回流。推荐踝泵运动20～30组/次，10～15次/d，方法为踝关节从中立位缓慢匀速到背伸30°，停留3s后再缓慢恢复到中立位，停留3s（如图3-1）。

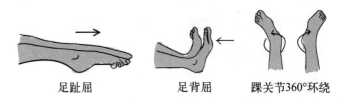

足趾屈　　　　足背屈　　　踝关节360°环绕

图3-1　踝泵运动

（六）保证安全

不推荐在脑卒中发生24h内进行高强度早期活动。为保证活动安全性，应考虑患者耐受情况、恢复阶段、社会支持及偏好等因素，制定个性化处方；采用循序渐进方式，必要时在监护条件下进行。

二、物理预防

（一）禁忌证

应用物理预防前应常规筛查禁忌证，如存在下列情况，禁用或慎用物理预防。

（1）下肢 DVT 形成、肺栓塞发生或血栓性静脉炎；

（2）下肢血管严重动脉硬化或狭窄、下肢严重畸形及其他缺血性血管病；

（3）下肢局部异常（如腿部开放性伤口、皮炎、坏疽等）；

（4）充血性心力衰竭、肺水肿或下肢严重水肿；

（5）意识不清的患者在无人监督的情况下试图活动，可能会导致摔倒和受伤。

（二）知情同意

应用物理预防前对患者及家属进行书面告知，取得知情同意。急性缺血性脑卒中患者物理预防应尽早应用（入院 3 天内）。

（三）注意事项

（1）患肢无法或不宜应用物理预防措施者，可在对侧肢体实施。

（2）未接受 VTE 预防且卧床或制动超过 72h 的患者开始使用 IPC（间歇充气加压装置）前，应进行静脉-腿部多普勒检查。

（3）使用IPC时注意调节腿套至合适松紧度；加强巡视，了解患者感受。

（4）使用IPC患者，应每天评估皮肤完整性。皮肤破损是IPC导致的并发症，尤其在有感知觉障碍的老年人群中更易发生。因此，在使用IPC过程中应加强巡视，密切观察，仔细交接患者腿部皮肤情况，避免并发症的发生。

（5）使用IPC应注意避免交叉感染。

（6）IPC应在患者开始独立活动、出院、出现任何不良反应或30天内停止（符合1项即可停止）。

（7）不推荐使用逐级加压袜预防VTE。不推荐使用足底加压泵或神经肌肉电刺激预防VTE。

三、药物预防

（一）药物选择

对于DVT高风险患者，推荐启动药物预防：主要包括抗血小板药、肝素、低分子肝素、Ⅹa因子抑制剂等。在抗凝药选择方面，各国指南有所不同。但一致的是在药物预防过程中需动态评估预防的收益和潜在的出血风险，并征求患者和（或）家属的意见。

（二）药物使用

关于这几类药物在脑卒中DVT预防中的使用疗程仅有少数研究提及，一般为7～14天，需针对患者的个体化情况确定药物剂量、预防开始时间和持续时间。

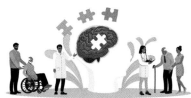

第四章
卒中患者静脉血栓栓塞症的诊断

第一节　下肢深静脉血栓形成

一、临床表现与识别

（一）临床表现

1. 患肢肿胀

DVT最常见的症状是患肢突发肿胀，通常表现为单侧下肢的肿胀，以左下肢最常见。在急性期时，皮肤颜色可能呈暗红色，皮肤温度比健侧肢体偏高。如果肿胀严重，皮肤可呈青紫色、花斑样，部分可出现张力性水疱。发病1～2周后，患肢可代偿性出现浅静脉显露或扩张。肿胀在发病后的24～72h内最为严重，但在局限性血栓早期完全清除后，肿胀会逐渐消退，患肢的周径也会逐渐缩小。

2. 疼痛

疼痛是较早出现的症状，主要因形成的血栓激发静脉壁炎症反应和血栓形成后使远端静脉急剧扩张，刺激血管壁内神经末梢感受器导致的持续性疼痛。大多数患者表现为下肢疼痛、疼痛性痉挛或紧张感，活动后加剧，而卧床休息或抬高患肢后可缓解。一般情况下，疼痛出现后会逐渐加重，并持续数天，部分患者可呈 Homans 征阳性。

3. 浅静脉曲张

当深静脉出现血栓时，血液会通过浅静脉进行循环流动，这时就会出现浅静脉曲张，这属于代偿性反应。表现为下肢蚯蚓状突起，常常迂曲成团，而且患者站立的时候突起比较明显，患者抬高肢体以后突起可以减轻。严重的浅静脉曲张大多见于下肢深静脉血栓后遗症期。

4. 股青肿

是下肢 DVT 中最严重的情况，由于髂股静脉及其属支血栓阻塞，静脉回流严重受阻，组织张力极高，导致下肢动脉受压和痉挛，肢体缺血。临床表现为下肢极度肿胀、剧痛、皮肤发亮呈青紫色、皮温低伴有水疱，足背动脉搏动消失，全身反应强烈，体温升高。如不及时处理，可发生休克和静脉性坏疽。

5. 并发症

（1）肺栓塞（pulmonary embolism，PE） 这是下肢深

静脉血栓最常见的严重并发症。静脉血栓一旦脱落,可随血流漂移堵塞肺动脉主干或分支。根据肺循环障碍的不同程度引起相应 PE 的临床表现(详见本章第二节)(图 4-1)。

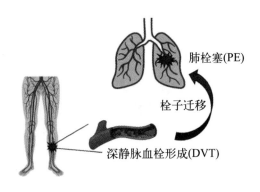

图 4-1 肺栓塞示意

(2)血栓形成后综合征 这是下肢深静脉血栓形成后的慢性并发症。急性下肢 DVT 6 个月后,出现慢性下肢静脉功能不全的临床表现,包括患肢的沉重、胀痛、静脉曲张、皮肤瘙痒、色素沉着、湿疹等。严重者出现下肢的高度肿胀、脂性硬皮病、经久不愈的溃疡。

(二)识别与诊断

患者近期有手术、严重外伤、骨折或肢体制动、长期卧床、肿瘤等病史,出现下肢肿胀、疼痛、小腿后方和(或)大腿内侧有压痛时,提示下肢 DVT 的可能性大;但当患者无明显血栓发生的诱因、仅表现为下肢肿胀或症状不典型时，易出现漏诊、误诊。对于下肢 DVT 的诊断，无论临床表现典型与否，均需做进一步的实验室检查和影像学检查，明确诊断，以免漏诊和误诊。

二、诊断技术与流程

（一）实验室检查

血浆 D- 二聚体测定：下肢 DVT 时，血液中 D- 二聚体的浓度升高。D- 二聚体检查的敏感性较高，但特异性差，可用于急性 VTE 的筛查、特殊情况下 DVT 的诊断、疗效评估和 VTE 复发的危险程度评估。血浆 D- 二聚体＞500μg/L 对急性 DVT 的诊断有重要参考价值。

（二）影像学检查

1. 彩色多普勒超声检查

敏感性、准确性均较高，临床应用广泛，是 DVT 诊断的首选方法，适用于筛查和监测。该检查对股腘静脉血栓诊断的准确率高（＞90%），而对周围型小腿静脉丛血栓和中央型髂静脉血栓诊断的准确率较低。

2.CT 静脉成像（computed tomography venography，CTV）

主要用于下肢主干静脉或下腔静脉血栓的诊断，准确性高。联合应用 CTV 及 CT 肺动脉造影检查，可增加 VTE 的确诊率。

3. 磁共振静脉成像（magnetic resonance venography, MRV）

能准确显示髂、股、腘静脉血栓，但不能很好地显示小腿静脉血栓。尤其适用于孕妇，而且无须使用造影剂。但有固定金属植入物及心脏起搏器植入者，不可实施此项检查。

4. 静脉造影

准确率高，不仅可以有效判断有无血栓，血栓部位、范围、形成时间和侧支循环情况，而且常被用来评估其他方法的诊断价值，目前仍是诊断下肢DVT的"金标准"。缺点是有创、造影剂过敏、肾毒性以及造影剂本身对血管壁的损伤等。

目前，临床上已逐步用超声检查来部分代替静脉造影。

第二节 肺血栓栓塞症

一、临床表现与识别

（一）临床表现

（1）呼吸困难 由于肺动脉阻塞，通气血流比例失调，肺泡虽能通气但无法正常气体交换，如同增加了静-动脉分流，使肺静脉血和体循环动脉血处于低氧状态。小的肺栓子可通过神经反射或从血块、肺组织中释放5-羟色胺、组织胺，引起支气管痉挛，进而导致呼吸困难。

（2）胸痛　是PTE的常见症状。多表现为胸骨后疼痛，部分患者的症状难以与心绞痛相区别，肺边缘部位的栓塞在呼吸或咳嗽时还会引起胸膜刺激性疼痛。若表现为胸骨后压迫性疼痛，可能是肺动脉高压或右心室缺血。有时因栓塞部位附近的胸膜有纤维素性炎，产生与呼吸有关的胸膜刺激性胸痛。

（3）咯血　约40%的患者会出现咯血症状，咯出的血为鲜红色，数日后变为暗红色，提示肺梗死，多在肺梗死后24h内发生。一般咯血量不大，大咯血少见，咯血的出现往往跟支气管动脉代偿扩张有一定关系。

（4）晕厥　见于15%左右的患者，因心排血量急剧降低导致脑缺血所致，提示大血管急性栓塞。

（二）识别与诊断

1. 危险因素

DVT和PTE具有共同的危险因素，即VTE的危险因素。包括任何可以导致静脉血液淤滞、静脉系统内皮损伤和血液高凝状态的因素，即Virchow三要素。具体可以分为遗传性和获得性两类。

（1）遗传性危险因素　常引起反复发生的动、静脉血栓形成和栓塞。抗凝血酶、蛋白S、蛋白C、纤溶酶原等的缺乏，或基因突变及非"O"血型都可使肺血栓栓塞症的发病风险增加。

（2）获得性危险因素

① 血液高凝状态：高龄、肥胖、口服避孕药、妊娠、产褥期、静脉血栓个人史或家族史、炎症性肠病、肾病综合征、恶性肿瘤、抗磷脂抗体综合征、肝素诱导血小板减少症、真性红细胞增多症、巨球蛋白血症、植入人工假体都可以造成血液高凝状态，进而导致肺血栓栓塞症的发病危险性增加。

② 血管内皮损伤：手术（多见于全髋关节或膝关节置换）、创伤、骨折（多见于髋部骨折和脊髓损伤）、中心静脉置管或起搏器、吸烟、高同型半胱氨酸血症、肿瘤静脉内化疗等，都可以导致血管内皮损伤，使肺血栓栓塞症发病的可能性增加。

③ 静脉血液淤滞：瘫痪、长途航空或乘车旅行、急性内科疾病、住院、居家养老护理可能导致静脉血液淤滞，肺血栓栓塞症发生的危险增加。

（3）年龄　随着年龄的增长，肺血栓栓塞症的发病率逐渐增高，年龄大于40岁者较年轻者风险增加，其风险大约每10年增加1倍。

2. 早期识别

肺血栓栓塞症的早期识别至关重要，可通过一些工具来评估患者的风险。常用的评估工具包括Geneva评分（表2-4）和Wells评分（表2-3）。基于评分结果，在低、中、高风险的患者中,肺血栓栓塞症发生的可能性分别为 10%、30% 及 65%。

二、诊断技术与流程

(一)诊断技术

1. 实验室检查

(1) D-二聚体　诊断肺血栓栓塞症中敏感性高达 95%~100%,特异性仅 40%~43%,且随着年龄的升高而逐渐下降,用于排除诊断更有价值。

(2) 心肌酶谱、肌钙蛋白、BNP　血浆肌钙蛋白、BNP/NT-proBNP 的升高对诊断肺血栓栓塞症有一定的提示作用,但更多是用于评估肺血栓栓塞症的预后。

(3) 动脉血气分析　肺血栓栓塞症存在通气/血流比失调、心肌损伤所致的心排血量下降、过度通气等病理表现。通常认为 $PaO_2 > 20mmHg$,$PaCO_2 < 35mmHg$。此时,如伴有典型表现,应高度警惕。

2. 影像学检查

(1) 多层螺旋 CT 肺动脉成像(CTPA)　是可疑肺血栓栓塞症患者肺血管成像的首选方法。它可显示肺动脉内栓子形态、范围,判断栓子新鲜程度;测量肺功能及心腔径线,评估心功能状态;对亚段以下栓子的评估有一定的局限性。

(2) 核素肺通气/灌注(V/Q)显像　在诊断急性肺血

栓栓塞症的敏感性和特异性高，特别在诊断亚段以下急性肺血栓栓塞症中具有特殊意义。对于患者来说 V/Q 显像的辐射剂量低，可适用于存在造影过敏、严重肾功能不全等问题的患者，但易产生假阳性。

（3）MRI 检测　空间分辨率低、技术要求高，不作为一线诊断方法。

（4）肺动脉造影　为诊断 PTE 的金标准，由于其有创性，更多应用于指导经皮导管介入治疗或经皮导管溶栓治疗。

（5）心脏彩超　在右心房、右心室及肺动脉中发现血栓声像（直接征象）、肺动脉高压及右心室后负荷过重征象（间接征象）。

（6）下肢深静脉检查　PTE 和 DVT 为 VTE 的不同临床表现形式，90%PTE 患者栓子来源于下肢 DVT，70%PTE 患者合并 DVT。由于 PTE 和 DVT 关系密切，且下肢静脉超声操作简便易行，因此下肢静脉超声在 PTE 诊断中的价值应引起临床医师重视，对怀疑 PTE 的患者应检测有无下肢 DVT 形成。除常规下肢静脉超声外，对可疑患者推荐行加压静脉超声成像（compression ultrasonography，CUS）检查。即通过探头压迫观察等技术诊断下肢 DVT，静脉不能被压陷或静脉腔内无血流信号为 DVT 的特定征象。CUS 诊断近端血栓的敏感性为 90%，特异性为 95%。

3. 心电图检查

典型心电图表现为 $S_1Q_{III}T_{III}$ 图形（图 4-2），即出现 Ⅰ 导联 S 波变深，超过 1.5mm，Ⅲ 导联出现 Q/q 波及 T 波倒置，但临床中并不多见，更多的是完全或不完全右束支传导阻滞、肺型 P 波、电轴右偏、顺钟向转位等非特异性表现。

需注意的是，心电图的动态演变比静态异常对于排查肺栓塞具有更大的提示意义。

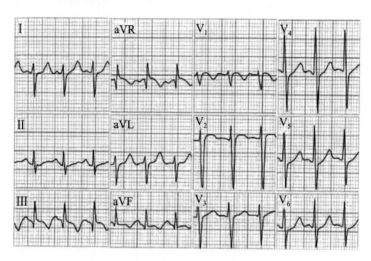

图 4-2　$S_IQ_{III}T_{III}$ 心电图

（二）诊断流程

Dutch 研究采用临床诊断评分表（表 4-1）对临床疑诊 PTE 患者进行分层，该评分表具有便捷、准确的特点。其中低度可疑组中仅有 5% 患者最终被诊断为 PTE。图 4-3 为急性肺血栓栓塞症（acute pulmonary thromboembolism，APTE）的诊断流程。

第四章 卒中患者静脉血栓栓塞症的诊断

表4-1 PTE临床诊断评分表

临床情况	分值/分
DVT症状或体征	3.0
PE较其他诊断可能性大	3.0
心率>100次/分	1.5
4周内制动或接受外科手术	1.5
既往有DVT或PE病史	1.5
咯血	1.0
6个月内接受抗肿瘤治疗或肿瘤转移	1

注：>4分为高度可疑，≤4分为低度可疑。

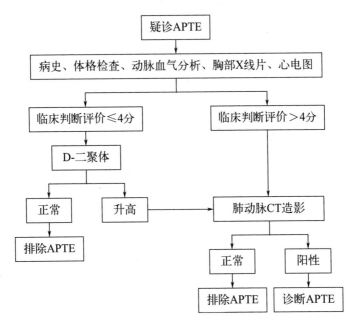

图4-3 急性肺血栓栓塞症的诊断流程

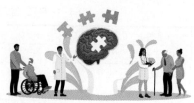

第五章
卒中患者静脉血栓栓塞症的治疗

一、药物治疗

（一）抗凝治疗

1. 抗凝药物分类

（1）维生素 K 拮抗剂（如华法林） 这类药物通过抑制肝脏合成依赖维生素 K 的凝血因子来发挥抗凝作用。使用时需要监测国际标准化比值（INR），以调整剂量并使其保持在治疗范围内。

（2）直接口服抗凝药（DOACs） 包括直接凝血酶抑制剂（如达比加群酯）和因子 X a 抑制剂（如利伐沙班、阿哌沙班等）。这些药物不需要常规的实验室监测，但需要根据患者的具体情况调整剂量。

（3）肝素及其衍生物（如低分子肝素） 这类药物通常用于急性期治疗或手术期间的预防性治疗。它们可以静脉注射或皮下注射，并且需要根据患者的体重和其他因素来调整剂量。

2. 抗凝药物的使用

（1）低分子肝素（LMWH） 对于脑卒中患者，低分子肝素是常用的抗凝药物，可以皮下注射使用，具有较为稳定的抗凝效果，不需要常规监测。

（2）普通肝素（UFH） 在某些情况下，如患者对LMWH过敏或不适用时，可以考虑使用普通肝素。但普通肝素需要通过静脉注射，且需要频繁监测凝血功能。

（3）华法林 口服抗凝药物，适用于长期抗凝治疗。通常在卒中患者中使用，需要根据国际标准化比值（INR）进行监测和剂量调整，以保持 INR 在目标范围内（一般卒中患者的目标 INR 为 2.0~3.0）。

（4）直接口服抗凝药（DOACs） 如达比加群酯、利伐沙班、阿哌沙班和依度沙班等，这些药物不需要常规监测，具有固定剂量。

（二）溶栓治疗

1. 常用溶栓药物

（1）重组组织型纤溶酶原激活剂（rt-PA） 这是最常用的溶栓药物之一，用于治疗急性缺血性中风、急性心肌梗死等。它的使用需要严格遵循指南推荐的时间窗，并且需要评估潜在的出血风险。

（2）尿激酶和链激酶（UK 和 SK） 尽管这些药物在

过去曾广泛使用，但由于其较高的出血并发症风险，以及更长的半衰期，已被 rt-PA 等新型溶栓药物所取代。

2. 溶栓原则

（1）时间窗限制　溶栓治疗通常有一个严格的时间窗，如在脑卒中和心肌梗死中，通常要求在发病后的几个小时内开始治疗。

（2）适应证和禁忌证　患者是否符合溶栓治疗的适应证，以及是否具有溶栓治疗的禁忌证（如严重的出血倾向、最近的手术史等），是决定是否使用溶栓药物的关键因素。

（3）监测和评估　在溶栓治疗期间，需要密切监测患者的生命体征、凝血功能和出血风险，并根据情况进行调整。

3. 溶栓方法

溶栓方法主要分为导管接触性溶栓与系统性溶栓两大类。导管接触性溶栓，即 CDT（catheter-directed thrombolysis），是通过将特制的溶栓导管精确放置于静脉血栓内部，使溶栓药物能够直接、高效地作用于血栓部位。相比之下，系统性溶栓则是通过外周静脉途径，将溶栓药物输送到全身循环中，以达到溶解血栓的目的。

4. 溶栓并发症

溶栓常见并发症有出血、肺动脉栓塞、过敏反应（溶栓药物相关）。

5.风险与获益评估

对于脑卒中患者,溶栓治疗可能导致脑出血的风险增加。因此,在使用溶栓药物前,医生会仔细评估患者的出血风险和治疗的潜在获益。如果患者的出血风险较高,或者血栓栓塞症的风险较低,医生可能会选择其他治疗方法,如抗凝治疗。

二、手术治疗

(一)手术取栓

手术取栓作为一种高效的血栓清除手段,能够迅速解除静脉的阻塞状况。在实际操作中,常采用Fogarty导管经由股静脉路径来取出髂静脉内的血栓。同时,结合挤压取栓技术或顺行取栓法,可以有效地清除股静脉和腘静脉中的血栓。

(二)机械性血栓清除术

经皮机械性血栓清除术(percutaneous mechanical thrombectomy,PMT)运用先进的涡轮或流体动力学原理,通过物理方式打碎或抽吸血栓,以此迅速降低血栓负荷并解除静脉阻塞。临床数据表明,PMT是一项安全且有效的治疗方法。尤其当它与导管接触性溶栓(CDT)联合应用时,能够显著减少溶栓药物的使用量,并缩短患者住院时间。

(三)合并髂静脉狭窄或闭塞的处理

髂静脉的狭窄或闭塞对深静脉血栓(DVT)的形成有着重要影响。在完成 CDT 或手术取栓后,针对髂静脉的狭窄问题,可以采用球囊扩张术或支架置入术等方法进行干预,旨在降低血栓复发的风险,提升血管的中长期通畅性,并减少血栓形成后综合征(PTS)的发生。

(四)下腔静脉滤器

下腔静脉滤器能够有效预防并降低肺栓塞(PE)的发生率。然而,长期留置滤器可能会引发下腔静脉阻塞以及深静脉血栓复发率上升等远期并发症。为了减少这些不良后果,推荐使用可回收滤器或临时性滤器,并在 PE 风险降低后适时移除滤器。

(五)压力治疗

血栓清除手术后,为预防复发,患肢可采用间歇加压充气疗法或穿戴弹力袜进行辅助治疗。

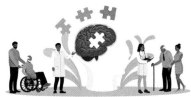

第六章
卒中患者静脉血栓的护理

一、一般护理措施

(一) 体位管理

急性期近端DVT患者绝对卧床休息10～14日,如无禁忌,应抬高患肢使其高于心脏水平20～30cm,促进静脉回流,降低下肢静脉压,减轻患肢水肿与疼痛。床上活动时避免动作幅度过大;避免膝下垫硬枕、过度屈髋,以免影响静脉回流;避免使用过紧的腰带、吊袜带和紧身衣物;禁止按摩、热敷患肢,防止血栓脱落;禁烟,防止烟中尼古丁刺激引起静脉收缩而影响血液循环。注射治疗后,适当延长穿刺点按压时间,防止皮下出血。根据病情恢复情况指导患者尽早下床活动。

(二) 皮肤护理

(1) DVT发生后可出现皮肤发绀、溃疡、肿胀等情况,每天观察皮肤状况及时发现皮肤异常,以便进行早期的干预或治疗。

(2)避免局部皮肤长时间受压,鼓励或协助患者经常变换姿势,每2～3h翻一次身,减少身体长时间处于同一姿势对皮肤的压迫,不要有拖、拉、推患者的动作;应促进局部血液循环以降低静脉血栓加重和皮肤受压损伤的风险,双下肢静脉血栓患者下肢禁止按摩、挤压、热敷,做好宣教并取得患者配合,预防再栓塞。

(3)保持皮肤的清洁,减少细菌滋生,降低感染风险。

(4)保持皮肤适宜的温湿度,减少因寒冷或潮湿引起的皮肤损伤。

二、病情观察要点

(一)下肢肿胀程度观察

1. 肤色的观察

评估下肢血液循环状态,定期观察患肢皮肤颜色,注意是否有苍白、暗红或发绀等异常改变。苍白可能提示血液供应不足,暗红或发绀则可能与静脉回流受阻有关。

2. 评估末梢血液循环情况

用手背轻轻触摸患肢与健侧肢体相应部位,比较两者温度差异。患肢温度下降可能有血液循环障碍,患肢皮肤温度和健康肢体的皮肤温度相差3℃以内是正常的。

3.肢体周径测量

每日定时测量患者肢体周径，测量下肢周径时，嘱患者放平下肢，放松，勿用力。测量步骤：① 标记髌骨上缘和髌骨下缘，量取髌骨中点并标记；② 标记髌骨中点向上15cm 和髌骨中点向下 10cm；③ 同样方法测量对侧并记录；④ 测量时操作者沿标记线平放皮尺，皮尺紧贴皮肤，松紧度以皮肤不产生夹挤皱褶为度（做好测量部位标识、尽量固定时间），并做好记录（图 6-1、图 6-2）。

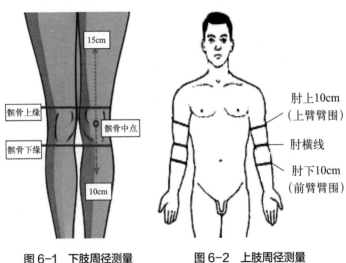

图 6-1　下肢周径测量　　图 6-2　上肢周径测量

（二）呼吸状况监测

脑卒中患者在治疗过程中，尤其是伴有下肢静脉血栓的情况下，呼吸系统的监测显得尤为重要。静脉血栓不仅可能影响血液流动,还可能通过一系列机制影响患者的呼吸功能,甚至引发肺栓塞等严重并发症。老年急性肺栓塞患者以呼吸困难的症状最为常见,因此全面而细致的呼吸状况监测对于评估患者病情、预防并发症、指导治疗及促进康复具有重要意义。

1. 呼吸频率监测

观察患者的呼吸频率是否正常,及时发现呼吸急促或呼吸过缓等异常情况。在静态状态下,观察并记录患者每分钟呼吸次数。成人正常呼吸频率为12~20次/分,超过或低于此范围应警惕。

2. 呼吸深度评估

查看呼吸肌力量及胸廓活动度,评估呼吸效率。观察患者呼吸时胸廓起伏程度,结合患者的主观感受(如呼吸困难程度)进行综合评估。

3. 血氧饱和度检测

评估患者血氧水平,及时发现低氧血症。监测患者的血氧饱和度(SpO_2),正常参考值一般大于95%。

4. 保持气道通畅

确保患者气道通畅,预防窒息等事件发生。观察患者口唇、面色是否发绀,有无张口呼吸、鼻翼扇动等呼吸困难表现。必要时进行吸痰、雾化吸入等处理,保持患者气道通畅。

三、心理护理

(一)患者心理状态分析

下肢深静脉血栓一般伴随着疼痛、肿胀,给患者带来很大的痛苦和心理负担,严重影响患者的生活质量。

(1)患者常因对疾病不了解、担心病情恶化、害怕治疗失败或留下后遗症等而产生焦虑和恐惧情绪。

(2)长期卧床、活动受限、生活自理能力下降等因素易导致患者产生抑郁和沮丧情绪,会有情绪低落、兴趣减弱、睡眠形态改变等。

(3)长期住院或居家康复的患者可能因社交圈缩小而感到孤独。

(二)心理干预方法

(1)医护人员可以宣教详细的疾病知识和治疗信息,多与患者和家属沟通,耐心的解答患者疑问,增加其对治疗的信心,可采用深呼吸、听音乐等方法帮助患者缓解焦虑情绪。鼓励患者和家属主动参与治疗、护理活动,消除患者在自我锻炼中"无能"的心理,提高患者积极的情绪,消除患者的依赖感。向患者多讲述一些成功的病例,鼓励患者以积极的心态参加康复锻炼,对患者病情恢复细小的变化,应及时鼓励表扬,增强患者的自信心。

（2）关心、尊重患者，鼓励患者表达自己的情感，避免刺激和伤害患者的言行，尽量减少不良情绪的产生，提供心理支持，调整患者的情绪，引导患者参加力所能及的活动，必要时还可寻求专业心理师的帮助。

（3）鼓励家属和亲友多陪伴患者，医院组织病友交流会等活动，增进患者之间的交流和支持；利用互联网等通信工具，帮助居家、住院患者扩大社交圈。

四、静脉血栓栓塞症相关护理技术操作流程

（一）梯度压力袜（大腿型）穿脱操作技术

1. 定义

梯度压力袜（graduated compression stockings，GCS）是目前预防VTE最常见的机械预防方式，又称医用压力袜（medical compression stockings，MCS）或弹力袜，是一种具有梯度压力、可对腿部进行压迫的长袜，其设计按照严格的医学技术规范，采用的梯度压力原理是在足踝处建立最高压力，并沿腿部向心脏方向逐渐降低。适当的分级加压还可缩减静脉横截面积，改善静脉瓣膜功能，增强骨骼肌静脉泵作用，调节部分凝血因子水平，增强下肢深部组织氧合作用，从而有效预防DVT、改善慢性静脉功能不全、减少静脉性溃疡发生。

2. 适应证

（1）预防 VTE 和下肢浅静脉曲张，如长期卧床者、长时间站立或静坐者、重体力劳动者、孕妇、术后下肢制动者等。

（2）下肢浅静脉曲张保守及术后治疗。

（3）下肢慢性静脉功能不全。

（4）血栓形成后综合征。

（5）下肢脉管畸形。

（6）淋巴水肿。

（7）静脉性溃疡等不可逆性淋巴水肿，一般极少应用。

3. 禁忌证

（1）严重下肢动脉疾病（如下肢动脉缺血性疾病、下肢坏疽等）。

（2）严重周围神经病变或其他感觉障碍。

（3）肺水肿（如充血性心力衰竭）。

（4）下肢皮肤/软组织疾病（如近期植皮或存在皮炎）。

（5）下肢畸形导致无法穿着。

（6）下肢存在大的开放或引流伤口。

（7）严重下肢蜂窝织炎、下肢血栓性静脉炎。

（8）已知对 GCS 材质过敏。

4. 梯度压力袜（大腿型）穿脱技术操作规范（表6-1）

表 6-1 梯度压力袜（大腿型）穿脱技术操作规范

步骤	流程	图示	操作要点
1	知情同意		核对医嘱、患者床号、姓名及住院号，说明穿着目的、作用及穿着流程
2	患者评估		①评估血栓风险 ②询问有无医用弹力袜相关材质过敏史 ③告知出现的不良反应，禁忌证，可能出现的不良反应 ④评估患者生活自理能力，查看腿部皮肤有无破损

第六章 卒中患者静脉血栓的护理

续表

步骤	流程	图示	操作要点
3	选择尺码	测量位置/cm | 小号(S)/cm | 中号(M)/cm | 大号(L)/cm | 加大号(XL)/cm cB① | 19~22 | 22~24 | 24~26 | 26~29 CB① | 30~35 | 34~38 | 37~41 | 40~45 cG① | 44~49 | 49~54 | 53~58 | 57~64 ID① | 36~50 IG① | 65~83	① 测量工具：软尺 ② 量腿围：在踝部最小周长处、小腿最大周长处、腹股沟中央部位向下 5cm 部位周长处，对照医用弹力袜尺码表，选择相应尺码

续表

步骤	流程	图示	操作要点
4	自身准备		① 自身穿戴整齐 ② 操作者指甲平整光滑，无配饰 ③ 流动水下洗净双手
5	环境准备		① 适宜的温、湿度 ② 必要时用床帘或屏风遮挡，保护隐私

续表

步骤	流程	图示	操作要点
6	用物准备		尺码合适的医用弹力袜1双、助穿袜套1个、软尺1个、医用免洗手消毒液1瓶,须检查弹力袜的完整性
7	穿袜流程		露趾型医用弹力袜,可先将助穿袜套套于足部

续表

步骤	流程	图示	操作要点
7	穿袜流程		将手伸进医用弹力袜里直至足跟，用拇指和示指捏住袜跟部中间，将弹力袜沿顶部往下拉，由里至外翻至袜跟部
			双手沿医用弹力袜两侧轻柔地将弹力袜拉向足跟部，确保其对应足跟位置与足跟吻合

第六章 卒中患者静脉血栓的护理

续表

步骤	流程	图示	操作要点
7	穿袜流程		握住弹力袜，将其往回翻拉至腿部，直至完全穿上
			穿着后用手抚平并检查袜身，保持平整

续表

步骤	流程	图示	操作要点
7	穿袜流程		穿好弹力袜后,应去除助穿袜套,收好备用
			若需脱下医用弹力袜,用拇指沿其内侧向外翻,自上而下顺腿轻柔脱下

第六章 卒中患者静脉血栓的护理

续表

步骤	流程	图示	操作要点
8	洗手		医用免洗手消毒液不能代替流动水下洗手，还需在流动水下洗净双手
9	健康教育		告知患者穿医用弹力袜的相关注意事项

① cB为脚踝最小周长；CB为小腿最大周长；cG为大腿腹股沟中央位置垂直向下5cm部位；ID为脚底至膝下的高度；IG为脚底至臀下的高度。

5.注意事项

（1）压力袜应每天至少脱下1次检查下肢皮肤情况，并进行下肢皮肤清洁护理，如果肢体出现疼痛、麻木或有瘙痒等不适感，嘱患者及时告知医护人员。

（2）压力袜穿着后应保持表面平整，并经常检查有无磨损或破损。

（3）压力袜无须每日清洗或频繁清洗，建议表面有明显污渍或出现异味时清洗或根据需求定期清洗。使用中性洗涤剂，用温水中清洗，手洗时不要用力揉搓，清洗完毕，用手挤去多余水分，不要拧绞，于阴凉处晾干，切勿放置在阳光下暴晒。

（4）卧床期间早晚均可穿着，直至活动能力恢复正常后方可停止穿着。

6.并发症的预防与护理措施

（1）下肢血液循环障碍预防与护理　为患者配置压力等级和尺寸合适的GCS，定期测量腿部周长，穿着后评估发现腿部肿胀应及时分析肿胀原因，排除应用禁忌后及时更换相应尺寸GCS，以免影响静脉回流和动脉供血；穿着GCS时保持平整，不要下卷或翻折，长期穿着时注意评估末梢血运情况；膝下型GCS穿着期间不能过度上拉至膝盖上，应保持其上端处于膝盖下水平；一旦出现下肢血液循环障碍，应立即脱去GCS，评估下肢肿胀或缺血程度，根据病情再次判断是否适合当前的GCS治疗。

（2）皮肤过敏的预防与护理　穿着前及时询问有无

GCS材质过敏史，穿着后24～48h内评估有无皮肤过敏反应发生；穿着期间需定期检查患者皮肤情况，做好皮肤清洁护理，每天2～3次；出现过敏反应，须及时查看过敏部位及严重程度。如果过敏反应仅发生于大腿型GCS防滑硅胶区域接触的皮肤，可将该防滑硅胶区域翻折或直接反穿GCS，使之不直接与皮肤接触。对GCS材质严重过敏患者应立即脱去GCS，及时告知医护人员。GCS用于VTE预防时，在病情允许情况下，可遵医嘱予以其他机械预防方式如间歇充气加压装置替代治疗；GCS用于DVT辅助治疗时，可遵医嘱予以弹力绷带加压替代治疗（需在医护人员指导下）。必要时遵医嘱给予抗过敏药物等治疗。

（3）压力性损伤的预防与护理 选择合适尺寸和压力等级的GCS；每日脱下GCS检查皮肤情况；注意患者穿着期间有无下肢疼痛等不适；遵医嘱做好营养不良患者的饮食指导和营养供给；出现压力性损伤时，应及时脱去GCS，若实施机械预防措施弊大于利，可寻找其他替代治疗方法。必要时对损伤处予以敷料保护，视损伤程度邀请伤口造口专科护士会诊。

（二）抗凝剂皮下注射技术

《下肢深静脉血栓形成介入治疗规范的专家共识（第2版）》和国内外相关指南或证据总结中均指出，抗凝治疗是VTE防治的基础。目前临床上可供皮下注射的抗凝剂包括低分子肝素、磺达肝癸钠等。低分子肝素是应用最广泛的抗凝药物。

1. 适应证

(1) VTE 预防

① 大手术围手术期患者。

② 存在 VTE 中高危风险的卧床患者。

③ 高凝状态且物理预防措施无效患者。

(2) VTE 治疗

① DVT 伴有 PTE。

② 急性周围型 DVT 伴有血栓延伸。

③ 中央型和混合型 DVT。

④ 癌症相关血栓形成。

⑤ 口服抗凝效果欠佳的复发性 VTE。

⑥ 肝硬化伴有门静脉血栓形成。

⑦ 急性脑静脉窦血栓形成。

⑧ 内脏静脉急性血栓形成。

2. 禁忌证

(1) 绝对禁忌证

① 肝素或其衍生物过敏。

② 严重凝血功能障碍（除与肝素治疗无关的弥散性血管内凝血外）。

③ 活动性出血（如脑出血、消化道溃疡出血、术后活动性出血等），或有出血倾向的器官损伤。

④ 急性感染性细菌性心内膜炎。

(2) 相对禁忌证

① 急性大面积缺血性脑卒中，伴或不伴意识障碍。

② 严重肝肾功能不全。
③ 难以控制的高血压。
④ 同时应用乙酰水杨酸（阿司匹林）、非甾体抗炎药、右旋糖酐、噻氯匹定、皮质类固醇治疗时，可能增加出血危险。

3. 抗凝剂皮下注射技术操作规范（表6-2）

表6-2 抗凝剂皮下注射技术操作规范

步骤	流程	图示	操作要点
1	知情同意		核对医嘱，患者床号、姓名及住院号，向患者介绍抗凝治疗，告知抗凝剂皮下注射的适应证、禁忌证，以及抗凝治疗的潜在风险，对策和注意事项，缓解其紧张情绪，知情同意后签署《抗凝治疗知情同意书》

续表

步骤	流程	图示	操作要点
2	患者评估		评估患者病情、意识、心理状态及合作程度;评估患者的治疗方案、预计治疗时间
			评估患者穿刺部位的皮肤和腹部情况,嘱排空大小便
3	环境评估		环境宽敞明亮,减少人员走动,注意保护患者隐私

第六章 卒中患者静脉血栓的护理

续表

步骤	流程	图示	操作要点
4	自身评估		洗手，戴口罩
5	用物评估		①络合碘1瓶、棉签1包、预灌式皮下注射药（根据医嘱）、弯盘1个、输液牌1个、笔1支 ②物品齐全、质量合格、符合操作要求

续表

步骤	流程	图示	操作要点
6	再次核对患者信息		携带用物至床旁，再次核对患者床号、姓名及住院号，用药医嘱
7	注射体位		腹部注射时，患者宜取屈膝仰卧位，嘱患者放松腹部

续表

步骤	流程	图示	操作要点
7	注射体位		上臂外侧注射患者宜取平卧位或坐位。坐位注射时上臂外展90°（置于椅背），嘱患者放松肩部
8	皮肤消毒		有效碘含量为0.45%~0.55%的复合碘棉签，以穿刺点为中心，螺旋式消毒两遍，范围直径≥5cm，自然待干燥

续表

步骤	流程	图示	操作要点
9	皮下注射		采用预灌式抗凝针剂，该针剂注射前不排气，针尖朝下，将针筒内空气轻弹至药液上方
			① 注射前不抽回血，左手拇指、示指相距5～6cm，提捏皮肤成一皱褶，右手持注射器以执笔姿势，于皱褶最高点垂直穿刺进针 ② 持续均速注射10s，注射后停留10s，再快速拔针 ③ 拔针后无须按压。如有穿刺处出血或渗液，以穿刺点为中心，垂直向下按压3～5min

续表

步骤	流程	图示	操作要点
10	按压		拔针后无须按压。如有穿刺处出血或渗液，以穿刺点为中心，垂直向下按压3~5min
11	洗手		垃圾分类处理，脱手套，洗手

续表

步骤	流程	图示	操作要点
12	健康教育		再次核对患者信息,告知患者抗凝治疗的潜在风险、对策和注意事项

4. 注意事项

(1) 有规律地轮换注射部位,避免在同一部位重复注射,2 次注射点间距 2cm 以上,可以明显降低注射局部药液浓度过高引起的出血及注射部位疼痛等不适症状。

(2) 拔针后无须按压。如有穿刺处出血或渗液,以穿刺点为中心,垂直向下按压 3~5min。注射后注射处禁忌热敷、理疗。

（3）指导患者发现下列情况要及时告知医护人员：腹痛、牙龈、眼睑球结膜、呼吸道、消化道出现出血症状，腹壁注射部位出现硬结、瘀斑、疼痛，局部或全身有过敏反应，如皮疹、发热、发冷、头晕、胸闷等。

（三）间歇充气加压装置使用技术

1. 定义

间歇充气加压装置（intermittent pneumatic compression，IPC）的工作原理是通过加压泵装置从远心端到近心端有序充盈产生生理性机械引流效应，加快血液流动，促进静脉血液和淋巴液的回流；逐级压力治疗可以改善血流淤滞，通过压力诱导的纤维蛋白溶解系统激活，改善高凝状态，同时压力本身也可以改善内皮细胞功能紊乱。

2. 适应证

（1）VTE 患者。

（2）长期卧床患者，如骨折、瘫痪、重大手术后等。

3. 禁忌证

（1）充血性心力衰竭、肺水肿。

（2）下肢有皮炎、感染、坏疽、近期接受皮肤移植手术等。

（3）新发的 DVT、血栓性静脉炎。

（4）下肢血管严重动脉硬化或其他缺血性血管病、下肢严重畸形等。

（5）严重的下肢水肿。

4. 间歇充气加压装置使用技术操作规范（表6-3）

表6-3 间歇充气加压装置使用技术操作规范

步骤	流程	图示	操作要点
1	信息核对 知情同意		核对医嘱、患者床号、姓名、性别、住院号，告知患者操作目的、注意事项及配合方法

第六章 卒中患者静脉血栓的护理

续表

步骤	流程	图示	操作要点
2	患者评估		评估患者病情、意识、心理状态及合作程度、VTE风险等级、有无IPC应用禁忌证
			评估患者下肢皮肤完整性、肢体活动度、肌力、肌张力

续表

步骤	流程	图示	操作要点
3	环境评估		环境宽敞明亮，清洁安全，使用床帘或屏风遮挡，保护患者隐私
4	自身评估		衣着整洁，仪表端庄，洗手，戴口罩

第六章 卒中患者静脉血栓的护理

续表

步骤	流程	图示	操作要点
5	用物评估		IPC设备清洁，腿套无破损，腿套与连接管衔接紧密，魔术贴性能良好
6	再次核对		再次核对患者床号、姓名、性别、住院号、医嘱（执行时间、加压时长、加压部位等），协助患者取平卧位，去除足部饰物，保持病员裤平整，洗手

续表

步骤	流程	图示	操作要点
7	固定主机		将 IPC 主机悬挂至床尾或床栏一侧
8	协助穿腿套		腿套自下而上包绕

续表

步骤	流程	图示	操作要点
9	粘贴固定		粘贴魔术贴
10	测试松紧度		腿套松紧度以能容纳1~2指为宜

续表

步骤	流程	图示	操作要点
11	设备连接		将连接管一端与腿套进气口正确连接
			另一端插入主机空气进气口

第六章 卒中患者静脉血栓的护理

续表

步骤	流程	图示	操作要点
12	安全检查		确认腿套充气管于腿套外,确保腿套充气管未受压或打折
13	启动治疗		接通电源,打开机器开关,再次核对医嘱及患者信息,将压力调整至合适范围,设置治疗模式及治疗时间,按下启动按钮

081

续表

步骤	流程	图示	操作要点
14	健康教育		观察设备运行情况,有无报警,关注患者主诉,再次核对医嘱健康教育,洗手,记录
15	结束治疗设备维护		治疗结束,关闭电源开关,协助患者松开腿套,撤离机器,整理床单位,协助患者取合适卧位,使用75%酒精等消毒液擦拭消毒仪器表面和腿套,整理腿套备用

5.注意事项

（1）使用IPC治疗时，应避免腿套直接接触患者下肢皮肤，建议将腿套包裹在单薄平整的病员裤外层。

（2）连接管应放置在腿套外侧面，防止受压。治疗期间，应注意保暖，密切观察患者下肢皮肤颜色及温度有无改变、足背动脉搏动是否正常，询问患者加压部位是否存在肿胀、麻木、疼痛等不适，并注意患者有无胸闷、呼吸困难、发绀等PTE的表现。若有异常应及时停止治疗，汇报医生。

（3）如患者长时间加压，需要及时评估腿套内侧是否干燥，防止因出汗过多引起患者皮肤损伤。同时，应注意保护机器，防止液体进入主机造成机器故障。

（4）IPC治疗期间应及时进行相关内容的文书记录，包括加压时长，开始、结束时间，患者出现的不良反应及采取措施，患者的皮肤情况等。

（四）下肢腿围周径测量技术

通过对下肢腿围周径测量，可以了解下肢血液循环和患肢肿胀的程度，为判断病情严重程度和治疗护理效果提供依据。

1.适应证

适用于所有下肢肿胀的患者。

2.禁忌证

测量部位皮肤有破损、溃疡、Ⅱ度及以上烧伤。

3. 下肢腿围周径测量技术操作规范（表6-4）

表6-4 下肢腿围周径测量技术操作规范

步骤	流程	图示	操作要点
1	知情同意		核对医嘱、患者床号、姓名及住院号，向患者解释操作目的，准确评估患者肢体肿胀情况

第六章 卒中患者静脉血栓的护理

续表

步骤	流程	图示	操作要点
2	患者评估		① 患者的年龄、诊断、现病史及既往史 ② 是否存在肢体肿胀及其具体部位 ③ 双下肢的皮肤颜色、温度及肢体末梢循环情况，肢体的感觉和运动功能，以及是否有皮肤破损或溃疡 ④ 患者的心理状态、认知能力及配合程度
3	环境评估		环境应清洁、安静、安全，温度和光线适宜，并配备床帘或屏风

续表

步骤	流程	图示	操作要点
4	自身评估		洗手、戴口罩
5	用物评估		用物准备：治疗盘、弯盘、皮尺、手快速消毒液、记号笔、下肢垫等

第六章 卒中患者静脉血栓的护理

续表

步骤	流程	图示	操作要点
6	再次核对患者信息		带上所需用物到床旁，再次核对患者信息并解释操作目的，使用床帘或屏风遮挡，以保护患者隐私和保暖
7	操作前准备		协助患者取平卧位，双下肢伸直，嘱附患者放松，不用力。准备测量工具，暴露双下肢从踝部到大腿根部

087

续表

步骤	流程	图示	操作要点
8	做标记（一）		使用记号笔标记髌骨上缘和下缘
9	做标记（二）		将皮尺置于髌骨上缘向上15cm并标记

续表

步骤	流程	图示	操作要点
10	做标记（三）		将皮尺置于髌骨下缘向下10cm并标记
11	测量周径		在髌骨上缘向上15cm和髌骨下缘向下10cm,测量肢体周径,并沿皮尺在肢体内侧和外侧做两处双线标记

续表

步骤	流程	图示	操作要点
11	测量周径		在髌骨上缘向上 15cm 和髌骨下缘向下 10cm,测量肢体周径并沿皮尺在肢体内侧和外侧做两处双线标记
12	测量对侧肢体		以相同方法测量对侧肢体并记录

续表

步骤	流程	图示	操作要点
13	皮尺使用规范		测量时,操作人员沿着标记线平放皮尺,皮尺紧贴皮肤,松紧度以不产生夹挤皱褶为宜
14	操作步骤		协助患者取舒适卧位,在治疗卡上记录测量值,并在患肢带好腕带

续表

步骤	流程	图示	操作要点
15	洗手		用物整理,洗手
16	健康教育		再次核对患者信息,告知患者下肢注意事项

4. 注意事项

（1）首次测量需同时测量患肢和健肢进行对比，便于判断肿胀的严重程度，并记录在患者皮肤和护理记录单上。后续只需测量患肢腿围并记录到护理记录单中。记录腿围需同时记录患肢外观、皮温、色泽、足背动脉搏动及患者主诉症状。

（2）最好每日同一时间点测量，严格按照三处双线标志的位置测量，皮尺的松紧适宜，以紧贴皮肤但不压迫皮肤产生夹挤皱褶为宜。

五、医院内卒中患者静脉血栓栓塞症防治健康教育

（一）入院时健康教育（表6-5）

（1）指导患者选择低盐低脂、足量蛋白质和丰富维生素饮食，如多食用谷类和鱼类、新鲜蔬菜、水果、坚果、豆类等。限制钠盐的摄入，每日不超过6g。少食糖类和甜食，忌辛辣、油炸食物，注意避免暴饮暴食，应戒烟限酒。

（2）指导患者在病情允许情况下，每日饮水1500～2500mL。

（3）患者如无禁忌证，卧床时应抬高下肢，使下肢高于心脏平面20～30cm，避免膝下放置硬枕和过度屈髋。

（4）指导患者卧床时进行下肢的主动和被动运动，包括踝泵运动和股四头肌功能锻炼。

（5）在病情允许的情况下，指导患者尽早下床活动。

(6) 指导患者避免导致血压骤然升高的各种因素,保持情绪稳定、心态平和,保证充足睡眠。

表6-5 入院时健康教育

序号	项目	图片	内容
1	饮食指导		① 低盐低脂、足量蛋白质和丰富维生素饮食 ② 限制钠盐的摄入 ③ 戒烟限酒
2	饮水指导		在病情允许的情况下,每日饮水1500～2500mL

第六章 卒中患者静脉血栓的护理

续表

序号	项目	图片	内容
3	下肢抬高		卧床时抬高下肢，使下肢高于心脏平面20～30cm，避免膝下放置硬枕和过度屈髋
4	踝泵运动		①踝关节屈伸运动：在无痛或微感疼痛的范围内，最大限度地向上勾脚尖，让脚尖朝向自己，保持3～5s，再最大限度向下绷脚尖，保持3～5s，以上动作为一组。双腿可交替或同时进行

095

续表

序号	项目	图片	内容
4	踝泵运动		②踝关节环绕运动：以踝关节为中心做踝关节360°环绕运动，每天3~4次，每次20~30组。环绕运动频次和屈伸运动相同。运动频次可根据患者的活动耐受能力适当调整
5	股四头肌功能锻炼		①绷腿锻炼和抬腿锻炼，每天3~4次，每次20~30组 ②运动频次可根据患者的活动耐受能力适当调整

第六章 卒中患者静脉血栓的护理

续表

序号	项目	图片	内容
6	尽早下床活动		在病情允许情况下,指导患者尽早下床活动
7	生活指导		指导患者保持情绪稳定、心态平和,保证充足睡眠

097

(二)神经介入术前健康教育(表6-6)

表6-6 神经介入术前健康教育

序号	项目	图片	内容
1	术前准备		① 神经介入手术相关知识 ② 血常规、凝血功能、血糖、肝肾功能、电解质等血液检查 ③ 头颅MRI、心电图等

第六章 卒中患者静脉血栓的护理

续表

序号	项目	图片	内容
2	术前评估		①评估意识、瞳孔、生命体征、肢体活动情况、有无失语等神经功能情况 ②评估下肢足背动脉（或上肢桡动脉）搏动及皮温情况，以便与术后进行对比 ③评估上肢静脉通路情况，方便术中给药

续表

序号	项目	图片	内容
3	穿刺区域备皮		①备皮范围：双侧腹股沟、会阴部、大腿上1/3处 ②着装准备：术前请准备好一套宽松衣物，如棉质睡衣，取下身上金属物品，如首饰、皮带等 ③术前1日训练床上排便，指导家属便器的正确使用方法 ④交代患者在术前半小时排空小便，必要时导尿

第六章 卒中患者静脉血栓的护理

续表

序号	项目	图片	内容
4	物品准备		①家属须备好头颅影像片,随介入室接诊护士带入介入室,供手术医生参考 ②另需备:尿壶(男性)、便盆(女性)、吸管、水杯、护理垫
5	术前饮食准备		一般术前6~8h禁食固体食物,术前4h禁清亮液体,局麻手术及脑血管造影患者均可进食,但不宜饱腹

1. 神经介入手术相关知识

神经介入医学是指利用血管内导管操作技术，在计算机控制的数字减影血管造影（DSA）系统的支持下，对累及人体神经系统血管的病变进行诊断和治疗，达到栓塞、溶解、扩张、成形和抗肿瘤等治疗目的的一种临床医学科学。

（1）治疗对象　主要包括脑、脑膜、颌面部、颈部、眼、耳鼻喉、脊柱及脊髓等部位的血管异常。治疗疾病主要有动脉狭窄、动脉瘤、动静脉畸形、动静脉瘘、急性脑梗死及头颈部肿瘤。

（2）适应证　原发的神经血管疾病的诊断（如颅内动脉瘤、动静脉血管畸形、硬脑膜动静脉瘘、粥样硬化性狭窄、血管病、脑血管痉挛、急性缺血性脑卒中），动脉瘤手术中的辅助造影，治疗后的随访（如动脉瘤栓塞或夹闭后、动静脉瘘治疗后）等。

（3）禁忌证　病情严重，如颅内高压严重或脑疝，不能耐受介入治疗者；有严重的心、肝、肾等重要器官功能障碍者；碘过敏患者；高龄患者；血管硬化迂曲，导管难以到位者；穿刺部位存在感染、创面或肿物；患者及家属不愿意接受介入治疗；各种疾病不适宜血管内介入治疗的患者。

2. 术前准备

（1）术前需完善的检查　血常规、凝血功能、血糖、肝肾功能、电解质等血液检查，以及头颅MRI、心电图等。

（2）术前评估

① 评估意识、瞳孔、生命体征、肢体活动情况，有无失语等神经功能异常情况；

② 评估下肢足背动脉（或上肢桡动脉）搏动及皮温情况，以便与术后进行对比；

③ 评估上肢静脉通路情况，方便术中给药。

3. 穿刺区域备皮

（1）备皮范围为双侧腹股沟、会阴部、大腿上 1/3 处。

（2）着装准备。术前请准备好一套宽松衣物，如棉质睡衣等，取下身上金属物品，如首饰、皮带等。

（3）术前 1 日，训练床上排便，并指导家属正确使用便器的方法。

（4）交代患者在术前半小时排空小便，必要时导尿。

4. 物品准备

（1）家属须备好头颅影像片，随介入室接诊护士带入介入室，供手术医生参考。

（2）另需备尿壶（男性）、便盆（女性）、吸管、水杯、护理垫。

5. 术前饮食准备

一般术前 6~8h 禁食固体食物，术前 4h 禁清亮液体；局麻手术及脑血管造影患者均可进食，但不宜饱腹。

术前数日宜选清淡、易消化食物，如米粥、面条等，忌油腻、辛辣、高纤维及产气食物。糖尿病患者控糖，忌高糖食物；高血压患者应低盐饮食，忌腌制食品。有胃肠不适等应告知医生调整。抗血小板药、抗凝药遵医嘱提前停药或调整剂量。对于基础病必需药如降压药、降糖药，须综合考虑用法并与医生沟通。患者与家属应严格遵循相关要求，做好饮食安排与调整，保障手术顺利及术后恢复。

6.心理准备

解除患者心理压力，由于患者对所患疾病及治疗效果不确定，有焦虑、烦躁及恐惧的心理，导致情绪不稳定，针对患者的心理特点，做好解释、安慰工作，介绍治疗的必要性、治疗的准备措施、治疗基本方法及治疗后效果等，并取得患者配合。

（三）神经介入术后健康教育（表6-7）

1.穿刺处护理

（1）术后平卧，绝对卧床休息，术侧下肢制动24h，膝关节保持伸直，穿刺点使用止血阀加压包扎6~8h（图6-3），过早活动有可能导致渗血或皮下血肿。

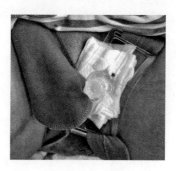

图6-3 止血阀

第六章 卒中患者静脉血栓的护理

表6-7 神经介入术后健康教育

序号	项目	图示	内容
1	穿刺处护理	止血阀	① 术后卧位，平卧，术侧下肢制动24h，穿刺点使用止血阀加压包扎6~8h ② 观察记录穿刺点 ③ 防止腹压增高，控制剧烈咳嗽，缓冲动脉压力，防止血栓脱落

续表

序号	项目	图示	内容
2	病情观察		①根据病情测量患者血压、脉搏、呼吸、体温及神经系统症状 ②全麻或病情较重患者，要严密观察病情变化
3	饮食护理		①饮水指导、尿量观察 ②术后健康饮食、科学饮食 ③不能进食者，遵医嘱静脉补充营养

第六章 卒中患者静脉血栓的护理

续表

序号	项目	图示	内容
4	活动指导		术后锻炼知识与方法
5	头痛护理		① 了解头痛相关信息 ② 遵医嘱用药 ③ 心理护理

107

续表

序号	项目	图示	内容
6	药物指导		① 遵医嘱正确用药 ② 观察药物不良反应
7	生活护理		① 术后预防感染 ② 术后 24h 适度活动 ③ 术后复查相关信息

（2）观察记录穿刺点有无出血、青紫、血肿，足背动脉搏动情况。观察穿刺部位有无出血或肿胀、肢体远侧脉搏、皮肤颜色、温度和功能情况，发现异常情况应及时报告医师处理。

（3）防止腹压增高动作，如咳嗽及用力排便等。及时给予镇静剂，控制剧烈咳嗽，咳嗽时要用双手加压动脉穿刺部位，以缓冲动脉压力，防止血栓脱落。

2. 病情观察

（1）根据病情测量患者血压、脉搏、呼吸，注意患者有无头晕、头痛、呕吐、失语、肌力下降、癫痫等神经系统症状。

（2）全麻或病情较重患者，要严密观察病情变化，如有异常，及时报告医师。

3. 饮食护理

（1）依据患者吞咽功能情况适量饮水。据研究，口服补液总量需根据患者心功能状况与术中造影剂用量决定，24h饮水量为2500mL，可有效预防造影剂肾病（CIN）的发生，另外专家建议每次饮水100～150mL，不超过200mL为宜，以免引起胃部不适，同时要观察排尿情况，尿液的颜色、性质和量，必要时留置尿管。

（2）非全麻介入术后可食用清淡、易消化食物，不宜食用油腻、辛辣刺激、寒凉、高蛋白质、易产气食物。

（3）不能进食者遵医嘱静脉补充营养。

4. 活动监督

（1）患者卧床24h，其间每2h按摩一次穿刺侧肢体，防止静脉血栓形成。

（2）一般情况下，介入治疗术后卧床满24h应早期下床活动，但卧床24h后首次下床时动作宜慢，如有头晕等不适则暂不宜下床，防止跌倒发生。

（3）避免情绪激动、精神紧张和剧烈运动，防止球囊或钢圈脱落移位。

5. 头痛护理

（1）脑血管介入治疗术后出现头痛较常见，但绝大多数脑动脉瘤的头痛症状与介入治疗没有直接关系。

（2）头痛原因很多，主要是术前就存在的或术中出现的蛛网膜下腔出血，它会直接刺激硬脑膜，产生明显头痛。

（3）介入手术后一般随着出血的吸收和脑水肿的消失，头痛症状逐渐减轻或消失。

（4）未破裂动脉瘤或术前无头痛症状，术后多无头痛。

6. 药物指导

（1）对于动脉瘤介入术后患者的药物治疗常用抗血小板聚集药物。

（2）服药期间应注意观察有无牙龈出血、皮肤黏膜有无出血点或瘀斑等现象，定期检测出、凝血时间。

7. 生活护理

（1）术后3天内不宜沐浴，穿刺点针眼处勿碰水，预防感染。

（2）脑血管介入手术后24h就可下地活动，活动需适度。

（3）术后如果无并发症，一般不影响活动。

（4）术后半年复查时表现为完全治愈、无残留或复发时，可以正常运动和工作。

（5）如果是动脉瘤破裂造成脑出血，手术后恢复时间就会比较长，要根据具体情况决定。

（四）出院时健康教育（表6-8）

1. 服药方法及注意事项

向患者或家属宣教药物的用法、用量、疗效及不良反应；指导患者遵医嘱用药，控制血压、血糖，抗血小板聚集，调节血脂；指导患者遵医嘱执行抗凝治疗，预防复发；指导患者观察抗凝药物的不良反应：皮肤、牙龈、鼻腔黏膜等有无新发出血点，观察大便、小便颜色，特别是有无头痛、呕吐、意识障碍、肢体麻木等颅内出血迹象；定期门诊复诊，及时在医生的指导下调整药物剂量。

2. 饮食、活动

指导进食高蛋白质、高维生素、低盐、低脂的清淡饮食，多食新鲜蔬菜、水果、谷类、鱼类和豆类，保持能量供需平衡，烹调方法宜采用蒸、煮、炖、熬、清炒、熘、温拌等方法，不宜用煎、炸、爆炒、油淋、烤等方法；戒烟、限酒；在身体允许的情况下多饮水，尤其在清晨和晚

表6-8 出院时健康教育

序号	项目	图示	内容
1	服药方法及注意事项		① 药物的用法、用量、作用、不良反应 ② 按医嘱规则用药 ③ 特殊药物不良反应 ④ 服药过程中的监测指标

第六章 卒中患者静脉血栓的护理

续表

序号	项目	图示	内容
2	饮食、活动		① 基础饮食标准，科学饮食 ② 戒烟、限酒 ③ 在身体允许的情况下多饮水 ④ 建立良好的生活行为习惯 ⑤ 注意防寒保暖
3	康复指导		① 康复锻炼的知识与方法 ② 告知康复治疗师的联系方式

续表

序号	项目	图示	内容
4	鼓励生活自理		①鼓励患者参与家务 ②鼓励家属提供心理支持与物质支持
5	随访注意事项		①随访时间 ②随访方式

第六章 卒中患者静脉血栓的护理

续表

序号	项目	图示	内容
6	定期复诊		① 告知复诊的必要性 ② 提供复诊的相关信息
7	延续服务信息		① 相关机构信息：如基层医疗机构等 ② 社区服务和居家护理服务信息

115

间，清晨饮水可冲淡胃肠道，水分进入血液后，随活动以汗液和尿液的形式排出体外，晚间活动量小，睡眠前饮水的最大好处是可以稀释血液，防止血栓栓塞；告知患者改变不良的生活方式，每天坚持30min以上的慢跑、散步等运动，合理休息和娱乐；指导卧床患者主动与被动活动方式；指导患者体位变化时应缓慢，外出有人陪伴；气候变化时注意保暖，防止受凉感冒。

3.康复指导

告知患者和家属康复治疗的知识和功能锻炼的方法，帮助分析和消除不利于疾病康复的因素。制订并落实康复训练计划。提供康复治疗师联系方式，与康复治疗师保持联系，以便根据康复情况及时调整康复训练方案。告知患者及家属功能恢复需要经历的过程，做到坚持锻炼，循序渐进。

4.鼓励生活自理

鼓励患者从事力所能及的家务劳动，日常生活不过度依赖家人；叮嘱家属在物质上和精神上对患者提供帮助和支持，使患者体会到来自家庭的温暖，树立战胜疾病的信心。

5.随访注意事项

告知患者或家属出院后7天、1个月、3个月或其他约定的时间，医院会对患者的一般情况进行随访，随访的时间以不打扰患者休息为原则，方式有电话随访、短信、视频通话、上门随访等。

6.定期复诊

告知患者及家属疾病的基本病因和主要危险因素、早期症状和及时就诊的指征，嘱患者定期复诊。告知患者门诊复诊的时间、预约挂号的方式、专科门诊位置、专家门诊相关信息。

7.延续服务信息

向患者或家属征询出院后延续护理需求，并提供相关机构信息：基层医疗机构、康复机构、长期照护机构；提供社区服务和居家护理服务信息，包括服务类型及费用等。

（五）功能锻炼的健康教育（表6-9）

1.患肢护理

（1）皮肤护理 保持患肢皮肤清洁干燥，避免抓挠，以防感染；注意观察皮肤颜色、温度及有无肿胀。

（2）抬高患肢 休息时尽量抬高患肢，高于心脏水平20～30cm，以促进静脉回流，减轻水肿；注意患肢的保暖。

（3）避免压迫 避免患肢受到紧束衣物、重物等压迫，保持血液循环通畅；抬高下肢时避免膝下垫硬枕，不可过度屈髋，防止腘静脉受压影响小腿静脉的血液回流。

2.患肢功能训练

（1）被动运动 在医生或康复师的指导下，进行患肢的被动屈伸、旋转等运动，促进血液循环，减轻水肿，预防肌肉萎缩。

（2）主动运动 鼓励患者在能力范围内进行主动运动，

表6-9 功能锻炼健康教育

序号	项目	图示	内容
1	患肢护理		① 皮肤护理 ② 抬高患肢 ③ 避免压迫

第六章　卒中患者静脉血栓的护理

续表

序号	项目	图示	内容
2	患肢功能锻炼：被动运动		① 被动运动 ② 主动运动 ③ 渐进性抗阻训练
3	患肢功能锻炼：主动运动		

119

续表

序号	项目	图示	内容
4	预防复发：药物治疗		① 药物治疗 ② 生活方式调整 ③ 使用弹力袜
5	预防复发：生活方式调整		

如踝关节泵运动（即反复屈伸踝关节，模拟走路时小腿肌肉收缩），以增强肌肉的力量，改善静脉回流；肢体锻炼须循序渐进，逐渐增加强度；鼓励患者在病情允许的情况下尽快下床活动。

（3）渐进性抗阻训练　根据康复进展，适时加入渐进性抗阻训炼，如使用弹力带或沙袋进行轻度阻力练习，以增强肌肉耐力，促进患肢功能恢复。

3. 预防复发

（1）药物治疗　遵医嘱按时服用抗凝药物，定期监测凝血功能，预防血栓再次形成，抗凝疗程至少3个月，用药期间应注意观察皮肤、口腔黏膜是否出血，一旦出血应立即停药就医。

（2）生活方式调整　患者应形成良好的生活习惯，保持充足水分摄入，3个月内避免负重劳动，避免长时间静坐或站立，定期活动肢体；戒烟限酒，减少血管损伤因素。

（3）使用弹力袜　患者无禁忌的情况下坚持穿戴医用弹力袜，以促进下肢静脉血液回流，减轻静脉压力，预防血栓复发。

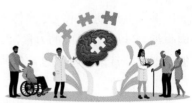

第七章
静脉血栓栓塞症防控管理体系建设

第一节 防控管理相关理念

《医院内静脉血栓栓塞症防治质量评价与管理指南（2022版）》的颁布，提出了系统评价VTE防治效果的质量指标，为科学、系统地评价VTE防治效果提供了依据。指南重点介绍以下五项原则：① 锁定三类核心指标——评估质量、预防质量、结局质量；② 细化评估和预防质量指标的三个关键时间节点；③ 重点关注七类人群的预防质量；④ 关注所有确诊VTE病例；⑤ 明确各项质量指标的名称、定义、计算公式、意义、数据来源、评价方法、相关解释和推荐意见。

本节希望通过对最新指南的解读，促进医院管理者加强医院内VTE防治体系建设，促进临床医务人员规范进行VTE评估与防治措施的落实，最终减少医院相关性VTE事件的发生。

一、医院内 VTE 防治的重点人群

(1) 入住 ICU 的患者,以及虽未入住 ICU 但病情危重的患者。

(2) 骨科手术患者。

(3) 肿瘤手术患者,特别是需行外科手术的患者。

(4) 因急性内科疾病如≥40 岁合并充血性心力衰竭、急性呼吸系统疾病、脑卒中、风湿性疾病、合并感染(如脓毒血症、腹腔感染等)而住院的患者。

(5) 易栓症患者。

(6) 妇科和产科患者。

(7) 住院时间≥14 天,或年龄≥70 岁的患者等。

二、医院内 VTE 防治的关键动态时点

建议重点关注患者住院期间三个关键动态时点的评估和管理质量。

(1) 入院后 24h 内。

(2) 病情或治疗变化时,如进行手术或介入操作(术前 24h 内、术中、术后 24h 内)、转科(转科后 24h 内)、护理级别发生变化、报/停病危(病重)等特殊情况。

(3) 出院前 24h 内。

三、医院内 VTE 防治的质量评价核心指标

医院内 VTE 防治的质量评价与管理,重点关注三大类核心指标:评估质量指标,预防质量指标,结局质量指标。

(一)评估质量指标

评估质量指标,主要包括VTE风险评估率、VTE中高风险比例、出血风险评估率、出血高风险比例,见表7-1。

表7-1 医院内VTE防治评估质量指标

质量指标	计算公式	意义
VTE风险评估率	$\dfrac{\text{住院期间接受VTE风险评估的出院患者总例数}}{\text{同期出院患者总例数}} \times 100\%$	准确识别VTE风险,并进行合理预防,降低院内VTE发生率和相关病死率
VTE中高风险比例	$\dfrac{\text{住院期间VTE风险评估结果为中、高风险的出院患者例数}}{\text{同期进行了VTE风险评估的出院患者总例数}} \times 100\%$	有助于判断VTE评估的内涵和质量
出血风险评估率	$\dfrac{\text{接受出血风险评估的出院患者总例数}}{\text{VTE风险评估为中高风险的出院患者总例数}} \times 100\%$	早期识别出血高风险患者,选择合理预防措施并减少出血事件的发生
出血高风险比例	$\dfrac{\text{住院期间出血风险评估结果为高风险的出院患者例数}}{\text{同期进行了出血风险评估的出院患者总例数}} \times 100\%$	指导选用合理的预防措施

（二）预防质量指标

预防质量指标，主要包括药物预防实施率、机械预防实施率、联合预防实施率，见表 7-2。

表 7-2 医院内 VTE 防治预防质量指标

质量指标	计算公式	意义
药物预防实施率	$\dfrac{\text{开立药物预防医嘱的出院患者总例数}}{\text{VTE中、高风险且低出血风险的出院患者总例数}} \times 100\%$	为低出血风险的 VTE 中、高风险患者实施药物预防，可以有效降低 VTE 事件的发生
机械预防实施率	$\dfrac{\text{开立机械预防医嘱的出院患者总例数}}{\text{VTE风险评估结果为中高风险的出院患者总例数}} \times 100\%$	无论是否存在出血风险，无机械预防禁忌证的 VTE 中、高风险患者均应实施机械预防，可以有效降低 VTE 事件的发生
联合预防实施率	$\dfrac{\text{开立联合预防医嘱的出院患者总例数}}{\text{VTE高风险且低出血风险的出院患者总例数}} \times 100\%$	为低出血风险且无机械预防禁忌证的 VTE 高风险患者实施联合预防，可以更有效地降低 VTE 事件的发生

（三）结局质量指标

结局质量指标，主要包括医院相关性 VTE 的检出率、规范治疗率、出血事件发生率和死亡率，见表 7-3。

表 7-3 医院内 VTE 防治结局质量指标

质量指标	计算公式	意义
医院相关性 VTE 的检出率	$\dfrac{\text{首次明确为医院相关性VTE的出院患者例数}}{\text{同期出院患者总例数}} \times 100\%$	对促进风险评估和预防措施的正确实施具有重要意义，是评价 VTE 预防效果和能力的重要结局指标
医院相关性 VTE 的规范治疗率	$\dfrac{\text{按照相关指南进行了规范治疗的出院患者总例数}}{\text{首次明确为医院相关性VTE的出院患者总例数}} \times 100\%$	结合相关指南要求，为医院相关性 VTE 病例实施规范合理的治疗，降低 VTE 的复发率和病死率
出血事件发生率	$\dfrac{\text{住院期间发生大出血或临床相关非大出血的出院患者总例数}}{\text{使用抗凝/溶栓药物预防或治疗医院相关性VTE的出院患者总例数}} \times 100\%$	出血事件对于判断是否为患者实施了过度预防或治疗具有重要意义
医院相关性 VTE 的规范死亡率	$\dfrac{\text{因医院相关性VTE而死亡的患者总例数}}{\text{同期出院患者总例数}} \times 100\%$	评价 VTE 预防效果和能力的重要结局指标

第二节 VTE 组织管理架构

建立医院 VTE 组织管理架构是实施院内 VTE 防控管理体系的第一步。通过制定完善的院内 VTE 防控管理制度及流程，进行 VTE 防治工作组织协调、督导检查、问题反馈与分析、效果评价等，促进院内 VTE 防控工作的有效开展。院内 VTE 组织管理架构（图 7-1）由医院 VTE 护理预警管理小组、院级 VTE 护理专科小组和科级 VTE 护理专科小组组成，覆盖医院护理质量管理的不同层面，各个小组在全院 VTE 护理预警防治体系中各自履行相应的职责。

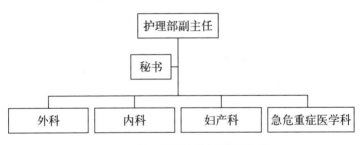

图 7-1 护理预警管理小组组织架构

一、护理预警管理小组组织架构

由护理部主任或副主任担任医院 VTE 护理预警管理小组组长，外科、内科、妇产科、急危重症医学科等科室护士长为组员，同时设置秘书 1 人。该小组的主要职责为：

(1)构建并完善院内 VTE 护理预警防控管理制度、风险评估和执行流程等。

(2)与医院信息中心合作建立住院患者 VTE 评估信息系统。

(3)紧跟国内外指南和行业标准,基于循证护理的思路,根据临床实践的发现和最新的证据,对院内 VTE 护理预警防控管理制度进行动态修订。

(4)组织院内 VTE 防治专家组开展临床防治工作。

(5)组织医护人员开展 VTE 防治知识培训,强化防范意识和规范化管理能力。

(6)定期对 VTE 护理预警方案的实施进行督导,评价实施效果。

二、专科护理小组组织架构

(一)院级 VTE 护理小组(图7-2)

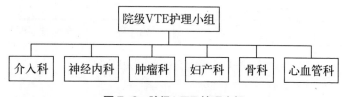

图7-2 院级 VTE 护理小组

院级 VTE 护理专科小组由院内 VTE 高危科室的护理骨干组成,统一接受 VTE 护理预警管理小组的管理及工作安排。该小组的主要职责为:

(1) 指导科室对 VTE 高危患者进行评估,并协助临床医师落实院内 VTE 预防方案。

(2) 定期对院内各科室护士进行 VTE 知识培训,建立 VTE 护理预警管理的学习交流平台。

(3) 参与全院 VTE 疑难病例的讨论,负责疑难复杂 VTE 个案的护理会诊工作;收集疑难病例个案,开展 VTE 病例讨论及工作坊等。

(4) 深入临床,定期对 VTE 护理防控措施的落实情况进行质量巡查并收集数据,定期分析和反馈,为临床科室 VTE 防控工作的开展和改进提供依据。

(二) 科级 VTE 护理小组

科级 VTE 护理专科小组由医生和护士共同组成,护士长为组长,以护理为主导、医生参与其中的模式来开展科室 VTE 防控工作。该小组的主要职责为:

(1) 制定并落实专科 VTE 防治管理实施方案。

(2) 对科内全体医护人员进行 VTE 相关知识培训。

(3) 每个月检查和督导本科室 VTE 护理预警、防治工作情况,针对发现的问题应用戴明环,即 PDCA 循环,包括计划(plan)、执行(do)、检查(check)、处理(act),进行持续改进。

(4) 定期分析 VTE 病例,总结经验,不断提升防治意识、能力和水平。

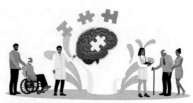

第八章
静脉血栓栓塞症护理信息化管理

第一节 智慧护理信息平台的构建

一、智慧护理信息平台的主要功能

我院护理信息平台系统包括：移动护理系统（PDA版）、护理信息系统、电子白板系统。护理信息平台覆盖了医院内护士的所有工作内容，结合国内外最新的护理理念和流程，使护理工作信息化。

护理信息平台的建设，能改善患者服务体验，提高患者满意度，提升护士工作效率，进一步优化护理流程，规范护士行为，促进护理学科的建设，积极推动护理工作与信息技术的结合，优化医院护理模式，提高工作效率，保障护理安全。以下是各系统的详细介绍。

（一）移动护理系统（PDA版）

移动护理系统可全面实现床旁信息采集、发药核对、护理评估、护理记录、输液执行,提升临床护士的工作效率,杜绝护理差错的发生。其主要功能包括:输液、查看护理任务、健康教育、批量三测单录入、批量血糖录入、执行单、任务提醒、护理文书、护理记录单等。

(二)护理信息系统

护理信息系统旨在实现护理文书电子化、标准化、规范化,提高护理文书书写效率和质量,其主要功能包括护理文书、护理记录单、交班志、病房日报表、患者查询、检查检验信息查询、床位一览卡等。

(三)电子白板系统

电子白板系统可以自动结合病区护士填写的文书、医生所开医嘱、医嘱执行情况等信息,自动分类列出患者相关信息,代替原来的手写白板,内容更全面、数据更准确、信息更及时,可以减轻护士工作量,提高护理质量。其主要功能包括:显示病区动态、未做的检查检验、未做的手术、任务提升、床位一览卡、交班日志等。

(四)智慧护理

智慧护理是将护理信息系统、护理管理系统、电子白板系统三大系统融为一体的APP,可方便护士随时随地查看病区动态变化、任务提醒、床位使用情况、档案等信息;也可以在智慧护理上完成质量巡查、排班、查房等任务,方便快捷，提高工作效率。其主要功能包括：床位一览卡、病区白板、病区任务、病区医嘱、我的档案、护理人力管理、排班管理等。

二、院内 VTE 护理预警系统

护理防控小组由分管护理的副院长领导、护理部主任分管，VTE 专科护理小组组长及副组长负责，VTE 防控的具体工作由各 VTE 高危科室护士长及 VTE 专项管理，由护士负责落实。VTE 小组制定 VTE 护理管理标准及流程，各专科根据 VTE 护理管理标准及流程结合专科特点进行修订。护理部与信息科合作将 VTE 风险评估表的内容分解，患者的基本信息及评估的内容由 HIS 系统提取。VTE 专科评估部分由护士进行评估后，通过 PDA 录入电子白板系统。要求护士在患者入院时、发生病情变化时、手术时、转科室时均进行评估，明确纳入 DVT 高危因素评分标准并划定低、中、高风险等级，利用三色原理实施信息明确的预警标识，红色代表高危预警，黄色代表中危预警，绿色代表低危预警，以图标的形式标识在护士站的电脑屏上，同时和医生工作站对接。根据不同的预警级别进行相应的预警控制措施，护士需要及时向医生报告显示有红色标识的患者的 VTE 风险评估结果，由医生进行复核，同时进行出血风险评估，权衡血栓及出血风险，结合评估结果给予物理预防或药物预防。

第二节 护理信息平台的运行

一、护理信息平台功能的应用

（一）移动护理系统（PDA 版）

（1）日常管床责任护士与夜班护士交接班时，可带 PDA 机查看夜班护士对新收患者各条医嘱的落实情况，查看检验报告的结果、手术接台时间等，使交接班更加仔细、顺畅且无遗漏。

（2）口服药、输液、各项治疗执行均由管床责任护士通过扫描输液瓶贴、口服药袋、患者手腕带的二维码进行核对识别，可提高临床护士对患者身份识别的工作效率，减少差错事件的发生。

（3）责任管床护士还可通过 PDA 录入批量生命体征、批量血糖、批量血压等，减少护士工作时间，提升工作效率，把时间还给患者。

（二）护理信息系统

护理信息系统主要由各组管床责任护士通过智慧护理床边办公电脑系统完成，包括护理记录单、SBAR 交班志、各项护理评估、护理计划等，均采用勾选或记录模板进行，特殊情况随时动态记录。

(三)电子白板系统

电子白板系统主要是在电脑系统及 PDA 上自动结合病区护士填写的护理文书、医生所开医嘱以及医嘱执行情况等信息，自动分类列出患者的相关信息，通过安装在护士站的大屏幕电子看板播放各类信息，包括病区动态、未做的检查检验、未做的手术、任务提醒、患者一览卡、SBAR 交班日志等。常规将病区动态变化表设为播放首页，办公护士对电脑进行医嘱处理、文本更新等操作后，显示器上的内容会实时自动更新，点击屏幕各分类按钮可以随时进入任何界面进行翻阅。电子白板特殊内容主要由办公护士负责修改、核对，确保内容动态有效。各班护士在换班时先在护士站的电子看板进行交接班，尤其是预约检查项、未做检查项目、护理任务栏、患者健康教育情况应重点交接，可有效避免漏执行检查等事件的发生，有效提高护士工作效率与工作质量，避免不良事件的发生。

(四)智慧护理 APP

智慧护理 APP 可随时随地查看病区动态变化、任务提醒、床位使用情况、个人档案、健康教育、排班等信息。其中健康教育可以自动绑定医嘱、手术、事件等信息，只要医生下达相应的医嘱，系统就会自动推送相应的健康教育内容。护理管理人员也可以通过智慧护理 APP 进行排班，排班发布后，手机上会收到一条通知，护士可以通过护士助手及时查看排班信息，方便快捷。智慧护理 APP 提高了工作效率，保证了护理的工作质量。

二、VTE 护理小组培训

VTE 护理小组培训是对全院护士自上而下开展的 VTE 专业知识培训和技能培训，包括院外培训、院内培训、科室培训。院内培训主要针对 VTE 护理小组组长、副组长及部分骨干。组长培训后，根据学习内容及临床需求制订院内培训计划。院内培训主要采用理论与技能相结合的方式对各科 VTE 护理骨干进行培训。骨干培训后对科内全体护士进行培训，培训主要通过网络学习、科室学习、床边示教、病例讨论等方式。

三、VTE 风险评估与预防

由管床责任护士负责具体实施住院患者 VTE 风险的综合评估。登录"护理信息系统"信息平台，通过 PDA 或电脑端录入评估的数据，得到患者 VTE 风险的评估结果，结合评估结果和患者病情，为医生下达医嘱提供依据；再遵医嘱在"VTE 预防措施列表"勾选相应措施的选项，并逐项落实 VTE 的预防措施。系统会自动更新至电子白板系统。同时，在患者护理记录上会自动显示评估分数，然后在护理计划单上生成护理诊断、预防 VTE 的相关护理计划和措施。护士可以利用物联网床旁交互系统将健康教育内容推送给患者进行视频宣教。

四、VTE 护理管理

VTE 发生率是三级医院医疗质量综合评价的指标之一。

发生 VTE 后，管床责任护士在 24h 内上报不良事件系统至主管部门，并书写护理记录。VTE 护理预警管理领导小组收到上报病例后进行审阅，对疑难复杂案例启动护理会诊及回访，对 VTE 急危重症患者启动应急预案，分析总结事件发生的原因，定期组织 VTE 事件讨论会，及时总结 VTE 护理预警工作经验及教训。VTE 护理小组副组长对高风险科室应给予密切关注，每季度检查 1 次，进行统计分析，提出持续质量改进方案。

五、护士对 B 超室检查确定的 VTE 危急值的处理

当护士站办公护士接到 B 超室 VTE 危急值报告时，应询问对方姓名及工号。与对方复述一遍 VTE 发生的部位，再次确定后立刻通知管床责任护士及管床主治医生。管床责任护士接到办公护士通知后，立刻到 B 超室接患者回病房，步行或坐轮椅者应改为平车运送。

（1）管床责任护士在 B 超室见到患者时，应第一时间向患者及家属交代血栓的潜在风险并告知禁止活动。

（2）患者回病房途中，注意防止颠簸；同时注意观察患者的呼吸情况。回病房安置好患者后，立即通知医生，向患者交代血栓风险，提高患肢、制动（一般 2 周），床头挂"患肢制动、禁止热敷按摩"的警示牌，患肢使用红色血栓警示腕带。

（3）做好护理记录（护士勾选），内容如下。

① 警惕肺栓塞的发生。□呼吸困难；□胸闷；□胸痛；

□咳嗽；□心慌；□心悸。

② 卧床休息，患肢不能下地负重。

③ 延长患肢制动时间（至少 2 周），禁止热敷、按摩。

④ 停止理疗或气压治疗。

⑤ 床头悬挂"患肢制动、禁止热敷按摩"的警示牌。

⑥ 肿胀。□无肿胀，□肿胀：□Ⅰ度；□Ⅱ度；□Ⅲ度。

⑦ 毛细血管充盈时间。□延长；□缩短。

⑧ 皮温。□皮温正常；□皮温低；□皮温高。

⑨ 感觉。□感觉正常；□感觉麻木或迟钝；□肌肉深部压痛。

⑩ 听诊是否可闻及肺部啰音等。

六、监测指标

（一）VTE 风险初始评估率

定义：入院 24h 内接受 VTE 风险评估的出院患者例数之和与同期出院患者例数之和的比值。

计算公式：

$$VTE风险初始评估率 = \frac{\text{入院24h内接受VTE风险评估的出院患者总例数（数据从系统自动导出）}}{\text{同期出院患者总例数}} \times 100\%$$

意义：医护早期识别 VTE 风险患者并进行合理预防，可有效降低住院患者 VTE 发生的比例。

评价方法:在所有采集范围内的出院患者中,采集其住院期间于入院后 24h 内完成的《VTE 风险评估量表》、接受 VTE 风险评估的出院患者总例数,通过公式计算得出本指标。

(二) VTE 风险动态评估率

定义:接受 VTE 风险动态评估的出院患者例数之和与同期出院患者例数之和的比值。

计算公式:

$$\text{VTE风险动态评估率} = \frac{\text{VTE风险动态评估的出院患者总例数(数据从系统自动导出)}}{\text{同期出院患者总例数}} \times 100\%$$

意义:医护在手术前后、转科、出院等情况下对患者进行 VTE 风险动态评估,并进行合理预防,可有效降低住院患者 VTE 发生的比例。

评价方法:在所有采集范围内的出院患者中,采集其住院期间于手术前后、转科、出院等情况下完成的《VTE 风险评估量表》、接受 VTE 风险评估的出院患者总例数,通过公式计算得出本指标。

(三)出血风险评估率

定义:接受出血风险评估的出院患者例数之和与同期出院患者总例数比值。

$$\text{出血风险评估率} = \frac{\text{接受出血风险评估的出院患者总数}}{\text{同期出院患者总例数}} \times 100\%$$

意义：医护早期识别出血高风险患者，结合VTE风险评估，可指导选用合理预防措施，协同降低住院患者VTE发生的同时避免出血事件的发生。

评价方法：在所有采集范围内的出院患者中，采集其住院期间完成的《出血风险评估表单》、接受出血风险评估的出院患者总例数，通过公式计算得出该指标。

（四）采取VTE预防措施率

定义：采取VTE预防措施的出院患者例数之和与同期VTE风险评估为高危和（或）中危的出院患者例数之和的比值。

计算公式：

$$\text{采取VTE预防措施率} = \frac{\text{采取VTE预防措施的出院患者总例数（数据从系统自动导出）}}{\text{VTE风险评估为高危的出院患者总例数}} \times 100\%$$

意义：为患者施行合理的VTE预防措施，可以有效降低VTE事件发生的概率。

评价方法：在所有采集范围内的VTE风险评估为高危和（或）中危的出院患者中，采集其住院期间医嘱中采取的VTE预防措施的出院患者总例数，通过公式计算得出该指标。

（五）医院相关性VTE发生率

定义：出院确诊医院内静脉血栓栓塞症的出院患者例数之和与同期出院患者例数之和之比。

计算公式:

$$\text{医院相关性VTE发生率} = \frac{\text{出院确诊医院内静脉血栓栓塞症的出院患者总例数(数据从系统自动导出)}}{\text{出院患者总例数}} \times 100\%$$

出院确诊医院内静脉血栓栓塞症的出院患者:指在本次住院期间被确诊为院内获得性VTE的患者。

意义:考量住院患者医院内获得性VTE的发生概率,为医院内静脉血栓栓塞症的预防效果提供评价依据。

评价方法:在所有采集范围内的出院患者中,采集其病案首页信息中入院诊断不涉及VTE,而出院诊断包含VTE的出院患者总例数,通过公式计算得出本指标。

(六) VTE 相关病死率

定义:因VTE而死亡的患者例数之和与同期出院确诊VTE的出院患者例数之和的比值。

计算公式:

$$\text{VTE相关病死率} = \frac{\text{因VTE而死亡的患者总例数(数据从系统自动导出)}}{\text{出院确诊VTE的出院患者总例数}} \times 100\%$$

意义:评价医院内静脉血栓栓塞症的严重程度,考量医院内静脉血栓栓塞症的治疗效果。

评价方法:在所有采集范围内的病案首页信息中疾病转归为"死亡"的患者中,筛选病案首页信息中包含VTE相关诊断的病历,并由专业人员逐例筛查,确定因VTE而死亡的患者总例数,通过公式计算得出本指标。

(七)平均住院费用率

定义:每个出院确诊 VTE 的患者住院费用总和与同期所有出院确诊 VTE 的患者总例数的比值。

计算公式:

$$平均住院费用率 = \frac{出院确诊VTE的患者住院总费用(数据从系统自动导出)}{出院确诊VTE的患者总例数} \times 100\%$$

意义:对 VTE 引起的医疗负担及社会负担做社会经济学评价,为 VTE 的防控提供依据。

评价方法:在所有采集范围内的病案首页信息中包含 VTE 相关诊断的出院患者中,通过病案首页信息采集其住院天数,通过公式计算得出该指标。

第九章
静脉血栓栓塞症临床案例分析

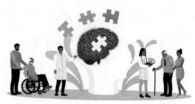

案例一 脑出血

一、案例资料

患者，男，81岁。

病史：家属代诉，于早上9时左右突发神志不清伴恶心、呕吐3次，为带血丝的胃内容物，伴胡言乱语，右侧肢体乏力，右手不能抬举，不能行走，无头痛，家属11时至我院急诊科，急诊入脑卒中绿色通道，完善头部CT后，拟以"基底节出血"收入我科住院治疗。

既往史：患者既往多次因① 多发腔隙性脑梗死；② 颈椎腰椎退行性变；③ 主动脉瓣反流（少量），二、三尖瓣反流（少量）；④ 高血压病3级（很高危组）；⑤ 右侧股总、隐股静脉瓣功能不全，右侧大隐静脉曲张；⑥ 颈动脉动脉粥样硬化伴斑块（多发），右锁骨下动脉近段斑块形成；⑦ 双下肢动脉粥样硬化闭塞症于本院住院治疗。患有

"高血压病3级极高危组"病史十余年,未规律服药,血压控制不详。

入院查体:T 37℃,P 116次/分,R 18次/分,BP 185/96mmHg。专科查体:嗜睡,可见发音,无言语对答,双侧眼球无凝视,双侧瞳孔等大等圆,直径约1.5mm,对光反射迟钝,右侧鼻唇沟变浅,伸舌不配合,颈软,右侧上肢疼痛刺激时可见肢体回缩,右侧肢体肌张力增高,右下肢疼痛刺激可见定位,左侧肢体可见自主活动,粗测肌力5级,左侧肢体肌张力正常,右侧巴宾斯基征阳性,左侧巴宾斯基征未引出。NIHSS评分:13分(水平1分+提问2分+指令2分+面瘫1分+右上肢4分+右下肢1分+言语2分)。辅助检查急诊头部CT:左侧基底节区脑出血(局部血肿约28mL),并破入脑室。

诊疗经过:结合患者病情、症状、检查结果等,基底节出血破入脑室的诊断明确。患者目前神志障碍进一步加重,有外科开颅、微创穿刺引流术等手术指征,患者家属商议后拒绝外科开颅手术,选择在本科行立体定向颅内血肿微创穿刺引流术。积极完善术前准备工作,2023年3月20日患者在插管全麻下行立体定向软通道颅内血肿微创穿刺引流术。术后患者BP 94/60mmHg,心率60次/分,血氧饱和度100%,气管内插管,呼吸机辅助呼吸。专科查体:镇静状态,双侧眼球无凝视,双侧瞳孔等大等圆,直径约1.5mm,对光反射迟钝,右侧上肢疼痛刺激时可见肢体回缩,右侧肢体肌张力增高,右下肢疼痛刺激时可见定位动作,左侧肢体可见自主活动,左侧肢体肌张力正常,右侧巴宾斯基征阳性，左侧巴宾斯基征未引出。Caprini 血栓风险评分为血栓高风险高危患者。术后应当特别注意观察的事项：重点注意神志、瞳孔、引流管是否通畅及引流量。术后下病危通知书，重症监护，因病情需要，陆续留置胃管、导尿管、PICC 置管。

二、护理问题及目标

1. 意识障碍

主要表现：患者突发神志不清。

原因分析：基底节出血破入脑室导致脑部功能受损。

目标：在住院期间，患者意识逐渐恢复，能够对刺激做出适当反应。

具体措施：① 密切观察患者的意识状态，采用格拉斯哥昏迷评分进行评估。② 保持患者呼吸道通畅，及时清理呼吸道分泌物。③ 给予适当的刺激，如呼唤患者名字、触摸患者等，促进其意识恢复。

2. 血压过高

主要表现：血压 185/96mmHg。

原因分析：患者有高血压病史且未规律服药。

目标：在住院期间，患者血压控制在合理范围内，以减少再次出血风险。

具体措施：① 遵医嘱给予降压药物治疗，并密切观察血压变化。② 指导患者避免情绪激动、用力排便等引起血压升高的因素。③ 定期监测血压，根据血压情况调整治疗方案。

3.潜在感染风险（与多种管道留置有关）

主要表现：留置胃管、导尿管、PICC置管。

原因分析：管道的留置增加了感染的机会。

目标：在住院期间，患者不发生因管道留置引起的感染。

具体措施：① 严格执行无菌操作技术，定期更换管道及敷料。② 观察管道周围皮肤情况，如有红肿、渗出等及时处理。③ 做好口腔护理，预防口腔感染。

4.肢体功能障碍

主要表现：右侧肢体乏力。

原因分析：基底节出血影响了运动神经功能。

目标：在住院期间，患者右侧肢体功能有所恢复，能够进行简单的活动。

具体措施：① 定期为患者进行肢体按摩和被动运动，防止肌肉萎缩和关节僵硬。② 鼓励患者主动进行肢体活动，如握拳、抬腿等。③ 配合康复治疗师进行康复训练。

三、干预成效

（1）意识障碍方面　随着治疗和护理的进行，患者对呼唤有反应的时间逐渐缩短，从最初的无反应到能轻微睁眼、转头等，格拉斯哥昏迷评分逐渐提高，意识状态明显改善。

（2）血压过高方面　经过规律的降压药物治疗和护理

干预，患者的血压逐渐稳定在合理范围内，收缩压控制在140~150mmHg，舒张压控制在80~90mmHg，以减少了因血压波动导致再次出血的风险。

（3）潜在感染风险方面　在严格的无菌操作和精心护理下，患者在住院期间未发生因胃管、导尿管、PICC 置管等引起的感染。

四、血栓相关问题

（一）该患者 Caprini 血栓风险评分为什么是高危？

答：根据住院患者 VTE 风险评估表（Caprini 血栓风险评分表），患者 81 岁（3 分），脑卒中（5 分），卧床时间大于 72h（2 分），合计 10 分，Caprini 血栓风险评分大于 5 分，为血栓风险高危患者。

（二）该患者留置了 PICC 置管，应如何预防静脉血栓形成？

答：预防静脉血栓形成的措施如下。

（1）PICC 置管 24h 后，在置管上方湿热敷，每日 2~3 次，每次 20~30min，预防静脉炎。

（2）正确冲管与封管。在输注液体前后均用生理盐水 20mL 脉冲正压冲管，封管时使用 0~10U/mL 肝素稀释液脉冲正压封管，做好导管维护。脉冲式冲管可有效降低血栓形成的风险。

（3）定期抽血查血浆 D- 二聚体，对可疑血栓形成患者进行血管超声检查等,有助于及早发现血栓形成,以便给予正确处理。

(4)由于患者有神志改变,护士应协助其进行肢体功能锻炼,动作应轻柔。

(5)告知家属注意关注患者肢体有无肿胀等情况,尽量避免长时间肢体下垂或低位放置,指导患者以软枕稍抬高肢体。

(6)该患者高龄,但无心功能衰竭表现,遵医嘱合理补液,降低血液黏稠度。

(三)该患者应采用哪些方法预防VTE?

答:该患者主要采用基础预防联合物理预防措施预防VTE的发生。

基本预防:护士对家属进行健康教育;指导和帮助患者抬高下肢,每2h改变体位,每日康复理疗进行肢体的被动训练;做好饮食指导,给予低盐低脂糖尿病饮食,控制血糖和血脂,并注意及时补充充足水分,避免脱水降颅压后血液黏稠,保证有效循环血量。

物理预防:间歇充气加压治疗,每天2次,每次30min。必要时遵医嘱使用抗凝药物治疗。

案例二 脑梗死

一、案例资料

一般资料:患者,男,79岁。

病史：患者家属诉早上 8 时许呼叫患者起床时发现患者反应迟钝，仅能以简单言语应答，言语欠清晰，行走需搀扶且勉强行走几步，既往可爬楼 5～6 楼，为求诊疗遂就诊本院急诊，查头部 CT 提示脑萎缩，多发腔隙性脑梗死，收入本科住院治疗。

既往史：患者因① 良性阵发性位置眩晕；② 右侧顶枕叶软化灶（陈旧性脑梗死）；③ 颈动脉硬化伴斑块；④ 冠心病；⑤ 双下肢动脉粥样硬化伴斑块形成；⑥ 高血压病 3 级（极高危，高血压心脏病；⑦ 2 型糖尿病；⑧ 左侧小腿肌间静脉血栓形成于本院住院治疗。患者仅服用 "贝那普利 5mg qd+ 重组甘精胰岛素 7U+ 二甲双胍缓释片 0.5g bid+ 美托洛尔 25mg bid"，未遵医嘱服用 "硫酸氢氯吡格雷、阿托伐他汀钙片" 抗血小板调脂，未坚持服用 "利伐沙班" 抗凝、未复查下肢动静脉彩超。

入院查体：T 36.7℃，P 62 次/分，R 20 次/分，BP 162/59mmHg，双上肢肌力、肌张力正常，双下肢肌力 4 级、肌张力正常，血常规提示血红蛋白 119.0g/L，红细胞计数 $3.75×10^{12}$/L，提示轻度贫血。头部 CT：脑萎缩；多发腔隙性脑梗死，左侧额叶区片状低密度影（脑梗死？）。凝血常规：活化部分凝血活酶时间 44.6s；D- 二聚体 3.27μg/mL，提示栓塞风险高。介入科会诊后建议抗凝治疗，但患者急性脑梗死，暂不予抗凝治疗，继续硫酸氢氯吡格雷抗血小板聚集，Caprini 血栓风险评分为血栓风险高危患者。

二、护理问题及目标

(一)语言沟通障碍

主要表现:患者反应迟钝,言语欠清晰,仅能以简单言语应答。

原因分析:脑萎缩及多发腔隙性脑梗死导致脑部语言功能区受损。

目标:在住院期间,患者的语言表达能力有所提高,能够进行较为清晰的日常交流。

具体措施:与患者交流时保持耐心,给予足够的时间让其表达;进行语言康复训练,如从简单的发音、词语开始,逐步过渡到句子;鼓励患者多说话,可通过阅读简单的文章、讲述日常经历等方式进行练习。

(二)潜在出血风险与血栓形成风险并存

主要表现:患者活化部分凝血活酶时间延长,D-二聚体升高提示栓塞风险高,但又因急性脑梗死暂不能抗凝治疗,且为血栓高风险高危患者。

原因分析:患者既有脑梗死需抗血小板聚集治疗,又存在左侧小腿肌间静脉血栓形成及高凝状态,同时凝血功能异常。

目标:在住院期间,密切观察患者出血及血栓形成的迹象,确保不发生严重出血和血栓事件。

具体措施:密切观察患者皮肤、黏膜有无出血点,有无鼻出血、牙龈出血等情况；观察患者肢体肿胀程度、皮肤温度、颜色等，警惕血栓形成；定期复查凝血功能及 D-二聚体等指标，根据结果调整治疗方案。指导患者避免剧烈活动，防止外伤引起出血，同时适当活动肢体，促进血液循环。

三、干预成效

（一）语言沟通障碍

经过言语治疗等干预措施后，患者能够更准确地表达自己的想法和需求，减少因表达不清而产生的焦虑和挫败感。同时，理解能力的提高也使得患者能够更好地与他人交流，获取信息，从而更好地参与社会生活。

（二）潜在出血与血栓形成风险并存

通过有效的抗凝血治疗和生活方式调整，可以显著降低血栓形成的发生率；成功的干预可以减少患者的并发症，提高患者的生活质量，延长患者的生存期。

四、血栓相关问题

（一）该患者 Caprini 血栓风险评分为什么是高危？

答：根据住院患者 VTE 风险评估表（Caprini 血栓风险评分表），患者 79 岁（3 分），VTE 病史（3 分），脑卒中（5 分），卧床时间小于 72h，持续步行小于 30 步（1 分），合计 12 分，Caprini 血栓风险评分大于 5 分，为血栓风险高危患者。

(二)该患者因静脉血栓形成如何做健康教育?

答:① 卧床休息:在 DVT 确诊初期,尤其是接受抗凝治疗期间,患者应尽量卧床休息,减少不必要的活动,以降低血栓脱落的风险。② 抬高患肢:休息时应将患肢抬高约 20°~30°,利用重力帮助静脉血液回流,减轻下肢肿胀和疼痛。③ 避免剧烈运动突然用力,患肢禁止按摩、挤压、热敷,特别是在没有医生指导的情况下,以防血栓脱离引发肺栓塞。④ 饮食调节:保持均衡饮食,多摄入富含纤维的食物,如蔬菜、水果、全谷物等,以促进肠道蠕动,减少便秘发生,从而避免用力排便增加腹压。适当饮水,保持血液稀释,降低血液黏稠度。⑤ 自我监测与检查:密切关注患肢的症状变化,如肿胀、疼痛、皮肤温度升高等,及时告诉医务人员。一定要遵医嘱定期接受复查,包括超声、凝血功能等检查,以评估病情变化和治疗效果。

(三)为什么老年患者更容易发生 VTE?

答:老年患者发生 VTE 的可能原因为:① 老年患者一般并发多种疾病,如肿瘤、脑卒中、心力衰竭、心肌梗死、糖尿病、严重感染、肥胖、慢性阻塞性肺疾病、炎症性肠病等,容易造成静脉壁受损,且老年患者身体虚弱,活动减少,从而导致血液流动减慢,易凝固形成血栓。② 年龄增长带来内皮功能紊乱和血小板功能改变,临床上容易出现与年龄相关性的下肢静脉变化,如静脉曲张等,增加了老年患者 VTE 的发生率。③ 许多血浆成分比如纤维蛋白原、D-二聚体、同型半胱氨酸等都会随着年龄的增长而升高，使得老年患者血液处于高凝状态。虽然随着年龄的增加 VTE 的发生率显著增高，但若尽早明确老年患者 VTE 发生的危险因素，及时采取合理的预防措施，可有效降低其发生率，从而提高患者的生存质量。

案例三 蛛网膜下腔出血

一、案例资料

一般资料：患者，男，67 岁。

病史：患者因头痛 14h 伴恶心呕吐，急诊入院，头颅 CT 提示：蛛网膜下腔出血。为求进一步治疗，于 2024 年 4 月 29 日急诊以"蛛网膜下腔出血"收住院。患者既往体检，否认"高血压病、糖尿病、冠心病"病史，无吸烟史。

入院查体：体温 36.5℃，呼吸 20 次 / 分，血压 110/55 mmHg，双肺呼吸音清，未闻及干湿啰音，未闻及胸膜摩擦音。心率 78 次 / 分，律齐，心音可，各瓣膜区无杂音。腹平软，无压痛、反跳痛。双下肢无水肿。

专科查体：神志嗜睡，语言流利，双侧瞳孔等大等圆，直径为 3mm，对光反射灵敏，眼球活动正常，无眼震。双额纹对称，双鼻唇沟对称，口角不歪，伸舌居中，咽反射正常。颈软，布鲁津斯基征、凯尔尼格征阴性。四肢肌力正常，肌张力可，腱反射可。双侧巴宾斯基征阴性。GCS 评分为 14 分。

患者 Caprini 血栓风险评分为高危，重症监护疼痛评分

(CPOT) 4 分。予 VTE 预防护理，予双下肢行间歇充气加压泵（IPC）治疗。4 月 30 日行全脑血管造影术，结果无明显异常。5 月 7 日 D- 二聚体 3.03μg/mL，双下肢无肿胀、疼痛，皮肤颜色、温度无异常，遵医嘱予那屈肝素钙注射液 0.4mL 皮下注射，q12h。5 月 9 日双下肢静脉彩超提示双小腿肌间静脉血栓形成，予停止双下肢行间歇充气加压泵（IPC）治疗。

二、护理问题及目标

（一）疼痛：头痛

主要表现：患者主诉头痛，重症监护疼痛评分（CPOT）4 分。

原因分析：与颅内高压、血液刺激脑膜或继发性脑血管痉挛有关。

目标：在住院期间，患者头痛程度减轻，发作频率降低。

具体措施如下。① 疼痛缓解策略：实施包括缓慢深呼吸、聆听舒缓音乐、引导注意力转移等非药物性疼痛缓解手段。在医生指导下，适时采用镇痛及镇静药物，以减轻痛感。② 药物治疗与监护：甘露醇需迅速通过静脉输注，其间需密切监测尿量，并详细记录 24h 内的液体摄入与排出量，定期检测电解质水平以确保平衡。同时，严格按照医嘱使用镇痛药物，执行疼痛评估流程，根据评估结果灵活调整药物输注速率。③ 心理支持与教育：向患者及其家属全面介绍疾病的发展进程与预期恢复情况，增强其对抗疾病的信心。细致解释头痛的成因及其随时间推移（出血停止及血肿吸收）自然减轻的规律，以缓解患者的焦虑情绪，促进心理调适。

（二）潜在并发症：再出血

主要表现：患者再次突发剧烈头痛、恶心、呕吐、意识障碍加重、原有局灶症状和体征重新出现等。

原因分析：出血破裂口修复尚未完成而诱因存在所致。

目标：在住院期间，患者未发生再出血并发症。

具体措施：

（1）病情监测　持续并细致地观察患者的生命体征变化，评估头痛的严重程度，同时留意是否出现新的肢体功能障碍、感觉异常或言语障碍等症状，以确保及时发现病情变化。

（2）休息与体位管理　要求患者绝对卧床休息4~6周，其间将床头适度抬高15°~20°；保持病房环境的宁静，限制探视次数，并将治疗与护理操作集中安排，以减少对患者的干扰。

（3）预防诱发因素　向患者及其家属详细解释，需避免精神紧张、情绪激动、剧烈咳嗽、用力排便及屏气等可能增加血压及颅内压的行为，以防再次引发出血。

（三）PC：下肢深静脉血栓形成

主要表现：患者D-二聚体升高；双下肢静脉彩超提示

双小腿肌间静脉血栓形成。

原因分析：脑卒中后长期卧床，下肢静脉血流缓慢，增加了血液淤积和血栓形成的风险。

目标：住院期间未发生血栓进一步形成或脱落引发的严重并发症。

具体措施：

（1）促进血液循环　协助患者取舒适体位，下肢适度抬高15°～30°以促进静脉回流。

（2）局部护理　密切观察患肢皮肤颜色、温度，监测腿围，保持皮肤清洁干燥，避免摩擦和压迫。

（3）活动指导　避免按摩患肢及大幅度活动，以防止血栓脱落；逐渐恢复轻微足踝关节活动，在医生指导下逐步增加活动量。

（4）弹力袜　在医生指导下，为患者使用医用弹力袜，促进静脉回流，防止血栓扩展。

（5）药物护理　根据医嘱正确使用抗凝药物（如低分子肝素）和抗血小板药物，观察是否有出血等不良反应，并记录药物效果。

（6）饮食护理　提供高纤维、低盐、低脂饮食，促进血液循环并预防便秘。鼓励患者多饮水，保持血液稀释状态。

（7）心理护理　关注患者心理状态，鼓励其积极配合治疗，缓解焦虑、抑郁等负面情绪。

（8）并发症观察与预防　密切观察肺栓塞（如胸痛、呼吸困难）、深静脉血栓扩展（如肢体肿胀加重）等症状，及时向医生汇报并采取急救措施。

(9) 健康教育　向患者及家属普及静脉血栓的相关知识,包括危险因素、症状表现及预防措施。强调抗凝药物的正确使用及注意事项。

(四) 生活自理缺陷: 与长期卧床(医源性限制) 有关

主要表现: 蛛网膜下腔出血患者需绝对卧床休息4~6周。

原因分析: 卧床休息可减少出血风险。

目标: 在住院期间, 患者舒适度增加; 摄入足够的营养物质, 维持身体基本代谢需求。

具体措施:

(1) 日常基础护理　对患者进行细致的口腔护理, 以保持口腔清洁, 预防口腔感染; 皮肤护理则注重保持皮肤干燥清洁, 定期翻身以预防压力性损伤的发生。

(2) 营养与饮食管理　根据患者的具体营养需求, 制订个性化的饮食计划, 指导患者选择高热量、高蛋白质、丰富维生素饮食。

三、干预成效

(一) 头痛方面

针对患者头痛的问题, 通过实施非药物性疼痛缓解手段, 如缓慢深呼吸、聆听舒缓音乐及引导注意力转移, 患者的疼痛感受得到了有效缓解。在医生指导下，适时采用镇痛及镇静药物，进一步减轻了患者的痛感。同时，药物治疗与监护的严格执行，确保了甘露醇的快速输注及尿量的密切监测，有效维持了电解质平衡。心理支持与教育也起到了积极作用，患者及其家属对疾病的发展进程有了更清晰的认识，焦虑情绪得到缓解，心理调适能力增强。经过综合干预，患者的头痛程度明显减轻，发作频率显著降低，重症监护疼痛评分（CPOT）由4分下降至1~2分，提高了患者的舒适度。

（二）预防再出血方面

针对再出血的预防，通过持续并细致地观察患者的生命体征变化及头痛严重程度，及时发现并处理了潜在的病情变化。休息与体位管理的严格执行，确保了患者绝对卧床休息，减少了出血风险。同时，通过向患者及其家属详细解释预防诱发因素的重要性，并指导其避免精神紧张、情绪激动、剧烈咳嗽、用力排便及屏气等行为，有效降低了再出血的风险。在住院期间，患者未发生再出血并发症，生命体征平稳，原有局灶症状和体征未出现加重或重新出现的情况，保障了患者的生命安全。

（三）下肢深静脉血栓形成的护理方面

针对下肢深静脉血栓形成的护理，通过合理的体位护理及药物干预，患者下肢血流循环得到改善，未发生血栓进一步扩展或脱落引发肺栓塞等严重并发症。通过心理护理，患者焦虑、抑郁情绪显著缓解，能积极配合治疗和护理。同时，通过饮食指导，患者及家属掌握了健康饮食原则，饮食结构合理，未发生便秘，患者血液循环状况稳定。通过健康教育，患者及家属了解了下肢静脉血栓形成的相关知识和预防措施，熟悉了抗凝药物的正确使用及注意事项。

（四）生活自理缺陷方面

针对患者生活自理缺陷的干预，通过日常基础护理的细致执行，患者的口腔清洁、皮肤保养得到了有效保障，预防了口腔感染和压力性损伤的发生。同时，营养与饮食管理的个性化制定，确保了患者摄入足够的营养物质，维持了身体基本代谢需求。在住院期间，患者的舒适度得到了显著提升，营养状况良好。虽然患者因长期卧床而存在一定的自理能力缺陷，但通过护理人员的耐心指导和协助，随着病情的逐渐好转，患者的自理能力将得到了进一步提升。

四、血栓相关问题解析

（一）该患者 Caprini 血栓风险评分为什么是高危?

答：根据住院患者 Caprini 血栓风险评分表，患者年龄67岁（2分），脑卒中（5分），卧床时间大于72h（2分），合计9分，总分大于5分，为血栓风险高危患者。

（二）蛛网膜下腔出血患者并发下肢静脉血栓的独立危险因素有哪些?

答：(1) 年龄　高龄是蛛网膜下腔出血（SAH）后患

者并发深静脉血栓形成（DVT）的一个独立且重要的风险因素。随着年龄的增长，老年患者的下肢静脉功能逐渐衰退，这导致血液回流变得缓慢。与此同时，老年患者血液中血栓形成因子的含量上升，而具有抗血栓形成作用的因子，例如抗凝血酶Ⅲ、肝素等，水平却呈现出下降趋势。这些因素共同作用，使得老年患者罹患 DVT 的风险显著增加。此外，随着年龄的增长，人体内的凝血因子活性会逐渐增强，血小板的聚集性也随之增加，进而使得血液的黏稠度上升。更为严重的是，老年人小腿肌肉的泵作用会有所减弱，这会导致血液在比目鱼肌静脉丛和静脉瓣膜窦内滞留更加严重。这些生理变化均为血栓的形成提供了有利条件，从而进一步加剧了老年患者罹患 DVT 的风险。

（2）血小板计数　血小板计数升高同样被视为蛛网膜下腔出血（SAH）患者在住院期间发生深静脉血栓形成（DVT）的一个独立且关键的危险因素。血小板，作为血液中不可或缺的组成部分，在止血、凝血以及血栓形成的过程中扮演着至关重要的角色。对于出血性脑卒中患者而言，及时的止血可以有效防止脑部再次出血，然而，这一过程同时也可能增加了 DVT 的发生风险。出血性脑卒中发生后，会触发体内的凝血级联反应，进而引发一系列复杂的病理过程，包括血栓的形成以及内源性防御机制的上调等。特别是在 SAH 的早期阶段，患者体内往往会出现凝血因子的过度活跃以及血小板计数的显著升高。这或许是 SAH 后机体为了自我保护而进行的一种自我调控机制。然而，当这种自我调控机制出现失衡时，DVT 的风险便会显著上升。

(三)该患者入院后即使用间歇充气加压(IPC)治疗预防VTE的发生,使用过程中应注意什么?

答:间歇充气加压装置(IPC)作为静脉血栓栓塞(VTE)的重要机械预防措施,其工作原理核心在于通过周期性地对下肢施加外部压力,促进静脉血流加速,减少血液淤积,从而有效预防VTE的发生。使用注意事项如下:

(1)适用部位 优先在双下肢同时应用IPC,以确保最佳的预防效果。

(2)腿套选择 根据患者体型和需求,可选择大腿型或膝下型腿套,确保穿戴舒适且能充分覆盖目标区域。

(3)充气压力与频率 设置合适的充气压力,通常建议在35~40mmHg,充气频率约为每10s一次,以达到有效的血液循环促进作用。

(4)使用时间 急性脑卒中发生3天内的患者应从入院开始,至少连续应用IPC 30天或直至患者出院为止。建议每日使用IPC至少18h,除非因医疗操作需要暂时移除。一旦患者能够自主下地活动,可考虑停止使用IPC。

(5)安全使用 确保腿套上的充气管位于腿套外部,避免与患者皮肤直接接触,防止器械相关性损伤。同时,在操作过程中注意患者的保暖,避免体温过低影响血液循环。

(6)清洁与消毒 对于非一次性使用的腿套,每次使用后须进行清洁和消毒处理。可使用75%乙醇或含氯消毒液擦拭腿套表面,具体是否需浸泡消毒,请参照产品说明书执行，以确保消毒效果同时避免损坏材料。

（7）监测与评估　在使用 IPC 期间，应定期监测患者的皮肤状况、下肢血液循环情况及患者的主观感受，以便及时调整治疗方案或处理可能出现的并发症。在使用 IPC 预防过程中，一旦出现可疑 VTE 征象时，应暂停使用 IPC。尽早完善下肢静脉血管超声检查，患者确诊 DVT 时停止使用 IPC。

（四）该患者使用那屈肝素钙注射液抗凝治疗，皮下注射时如何保证注射剂量准确？

答：皮下注射抗凝剂时，有以下注意事项。① 注射前不需要排气，针尖应朝下，将针筒内空气轻弹至药液上方。② 注射时左手拇指、示指相距 5~6cm，提捏皮肤成一皱褶，右手持注射器呈执笔姿势，在皱褶最高点垂直穿刺进针。③ 推注药物前不抽回血，操作全程应提捏皮肤。④ 持续匀速注射 10s，注射后停留 10s，再快速拔针。⑤ 拔针后无须按压，如有穿刺处出血或渗液情况，以穿刺点为中心，垂直向下按压 3~5min。

案例四　动脉瘤介入治疗术后

一、案例资料

一般资料：患者，女，62 岁。

病史：患者因突发剧烈头痛伴呕吐、意识模糊 5h，由家属送至本院急诊科。头部 CT 显示蛛网膜下腔出血，头颅 MRA 提示"右侧颈内动脉眼动脉段动脉瘤伴破裂出血"。急诊收入神经外科，行"动脉瘤栓塞术"治疗，术后收入 ICU 监护。

既往史：高血压病史十余年，未规律服药；2 型糖尿病病史 6 年，口服二甲双胍降糖；右下肢静脉曲张，未治疗；吸烟史 30 年，每日 20 支；饮酒史 10 年，每日 50mL。

入院查体：T 36.9℃，P 98 次/分，R 18 次/分，BP 168/95mmHg。

专科查体：神志模糊，GCS 评分为 10 分；双侧瞳孔等大等圆，直径 2.5mm，对光反射迟钝；颈软，无抵抗；四肢肌力 4 级，右下肢活动略迟缓，肌张力正常；巴宾斯基征未引出。NIHSS 评分：6 分。

术后情况：术中麻醉平稳，右侧颈内动脉动脉瘤完全栓塞，术后回 ICU 继续监护。

术后查体：T 37.2℃，P 88 次/分，BP 145/85mmHg；右侧股动脉穿刺点敷料干燥无渗血，右下肢略显肿胀，皮肤温度正常；左下肢功能活动正常。术后实验室检查提示血常规白细胞 $12×10^9$/L，中性粒细胞比例 70%；凝血功能 PT 14s，APTT 35s，INR 1.2；D- 二聚体 3.5μg/mL。同型半胱氨酸水平为 15μmol/L。术后 Caprini 血栓风险评分为 9 分，为血栓风险高危患者。

二、护理问题及目标

(一)术后再出血

主要表现:患者术后凝血功能降低,伴有高血压未完全控制。

原因分析:术后用药导致凝血功能异常,血压波动可能诱发再出血。

目标:患者在住院期间未发生再出血并发症,生命体征平稳。

具体措施:

(1)病情监测 密切观察生命体征,特别是血压波动,评估头痛严重程度及有无新的神经功能缺损表现。

(2)休息与体位管理 严格卧床休息,床头抬高15°～20°,避免头部过度活动及屏气用力。

(3)预防诱发因素 向患者及家属详细说明术后再出血的风险,避免情绪激动、剧烈咳嗽及便秘。

(4)药物调整 遵医嘱使用降压药物,动态监测凝血功能指标(PT、APTT和INR),必要时调整抗凝方案。

(5)穿刺点护理 每日观察股动脉穿刺点有无渗血或血肿形成,避免穿刺点感染。

(二)深静脉血栓形成

主要表现:患者右下肢略显肿胀,术后需长期卧床,Caprini血栓风险评分为高危。

原因分析:患者术后活动受限、血流淤滞,既往右下肢静脉曲张病史增加风险。

目标：患者在住院期间未发生深静脉血栓形成及相关并发症。

具体措施：

（1）促进血液循环　协助患者每2h改变体位，下肢适度抬高15°～30°，鼓励进行踝泵运动及绕踝运动，避免久坐或肢体下垂。

（2）物理预防　遵医嘱每日行间歇充气加压治疗（IPC），通常每日2～3次，每次30min。

（3）治疗前需排除禁忌证，如双下肢彩超提示无静脉血栓。

（4）用药护理　根据医嘱正确使用抗凝药物（如低分子肝素），密切监测可能导致凝血功能异常的药物使用情况（如阿司匹林可能导致凝血功能降低），观察有无出血等不良反应。

（5）明确患者是否已开始抗凝治疗，并评估疗效。

（6）监测评估　密切观察双下肢皮肤颜色、温度、肿胀程度及足背动脉搏动，定期检测D-二聚体，必要时行超声检查。

（7）健康教育　向患者及家属普及血栓形成的症状和预防措施，强调抗凝药物的正确使用方法及注意事项。

（三）感染风险

主要表现：患者留置胃管、尿管等；术后右下肢略肿胀。

原因分析：多种侵入性操作增加感染风险。

目标：患者在住院期间无导管相关感染或伤口感染。

具体措施：

（1）严格执行无菌操作　定期更换管道敷料，保持置管部位清洁干燥。

（2）局部护理　每日清洁皮肤，特别是股动脉穿刺部位及周围皮肤，观察有无红肿、渗液情况。

（3）综合监测　关注体温、血常规、CRP指标的变化，如果发现感染迹象，应及时进行处理。

（四）焦虑及心理应激

主要表现：患者担忧术后康复，家属对治疗信心不足。

原因分析：疾病突然发作及术后卧床加重了心理负担。

目标：患者及家属能积极配合治疗，保持良好的心理状态。

具体措施：

（1）心理支持　主动倾听患者及家属的担忧，耐心解答问题，提供情感支持。

（2）健康教育　详细说明动脉瘤介入治疗的优势及预后，同时普及VTE预防、术后康复计划及饮食管理的相关知识，帮助患者及家属全面了解术后护理重点，提高对治疗的信心。

（3）家属参与护理　鼓励家属参与患者日常护理，并在护理过程中提供支持性治疗，增强其信心，缓解其心理压力。

（4）必要时进行心理干预 邀请心理医生会诊，以缓解患者的心理压力。

三、干预成效

（一）术后再出血风险

通过持续监测生命体征及动态调整药物治疗，患者术后血压控制平稳（130～150/80～90mmHg），凝血功能恢复正常，无再出血或渗血发生。

（二）深静脉血栓形成风险

通过体位管理、物理及药物预防措施，患者未出现下肢肿胀加重或血栓形成迹象，足背动脉搏动良好，超声未见异常。

（三）感染风险

患者导管置管期间无感染发生，穿刺点愈合良好，无红肿或渗液，血常规及CRP指标正常。

（四）心理应激改善

患者及家属逐渐接受治疗方案，配合护理，患者情绪稳定，主动配合康复训练。

四、血栓相关问题解析

（一）患者Caprini血栓风险评分为何是高危？

答：患者年龄62岁（1分），术后卧床时间超过72h（2

分），既往有右下肢静脉曲张病史（1分），脑卒中病史（5分），合计9分，属于血栓风险高危患者。

（二）术后如何预防深静脉血栓形成？

答：（1）遵医嘱每日行间歇充气加压治疗　IPC通过压迫腿部促进血液回流，防止血液淤滞，是有效的物理预防措施。建议每天进行两次，持续30min，每次间隔20min。

（2）指导患者抬高患肢　每2h更换体位，以减少血液在下肢停滞的风险。指导患者在床上活动时，使用枕头或支撑物抬高患肢，帮助改善血液循环。

（3）定期进行超声检查　每周进行一次血流超声检查，以监测深静脉血栓形成的早期迹象。如果发现异常情况，应及时进行处理，例如使用药物抗凝治疗。

（4）强调术后合理饮食　补充充足的水分，低脂、低盐饮食，避免高脂、高糖饮食，帮助降低血液黏稠度和改善血管功能。

（三）患者为VTE高危患者，在其动脉瘤介入术后，我们应着重关注哪些观察要点呢？

答：1.生命体征监测

体温：每4h测量一次体温，重点观察有无发热情况。发热可能提示感染，而感染是VTE的诱发因素之一。若体温超过38℃，需警惕肺部感染、泌尿系统感染或穿刺部位感染等，及时报告医生进行进一步检查和处理。

血压：持续动态监测血压，术后初期每30min测量一次,平稳后可改为每 1~2h 测量一次。该患者有高血压病史且血压未完全控制,血压波动可能影响动脉瘤栓塞处的稳定性,诱发再出血,同时也与 VTE 风险相关。维持血压在 130~150/80~90mmHg,若血压异常波动,及时调整降压药物。

心率与呼吸:持续心电监护仪监测心率频率、节律及呼吸频率。心率过快或过慢、呼吸急促或困难都可能是并发症的表现,如心功能不全、肺部栓塞等。若心率大于 100 次/分或小于 60 次/分,呼吸频率大于 20 次/分或出现呼吸费力等情况,立即查找原因并处理。

2. 神经系统症状观察

意识状态:采用 GCS 评分法每小时评估患者意识状态。意识水平下降可能提示颅内出血、脑梗死等严重并发症,影响患者肢体活动,进而增加 VTE 风险。若 GCS 评分降低,及时进行头颅 CT 复查等相关检查。

瞳孔变化:每 2h 观察双侧瞳孔大小、形状及对光反射。瞳孔变化可能是颅内压增高、脑疝等危急情况的早期表现,会影响患者整体状况,间接影响 VTE 预防。若发现瞳孔不等大、对光反射异常,立即通知医生进行紧急处理。

肢体活动与肌力:每 4h 检查四肢肌力及活动情况。注意患者右下肢活动迟缓是否加重,有无新出现的肢体无力或活动障碍。肢体活动减少会使血流速度减慢,增加血栓形成的可能。若肢体肌力或活动出现异常变化,及时进行神经系统评估和相应检查。

3. 穿刺部位及下肢观察

穿刺点情况：术后返回病房即密切观察右侧股动脉穿刺点，每 30min 查看一次敷料是否干燥、有无渗血或血肿。穿刺点问题可能影响下肢血液循环，促使血栓形成。若发现渗血或血肿，及时处理并记录。

下肢肿胀程度：每日测量双侧下肢髌骨上缘 15cm 及髌骨下缘 10cm 处周径，对比观察右下肢肿胀变化，同时注意有无皮肤颜色改变（如发绀、潮红）、皮肤温度异常（升高或降低）。右下肢肿胀且伴有皮肤温度升高、颜色改变时，需高度怀疑 DVT，及时进行下肢血管超声等检查。该患者右下肢略显肿胀，术后 Caprini 血栓风险评分为 9 分（血栓风险高危），更应加强观察。

4. 实验室指标监测

血常规与凝血功能：术后每日复查血常规，观察白细胞计数、中性粒细胞比例变化，了解有无感染迹象；同时密切关注凝血功能指标（PT、APTT、INR）变化，根据结果调整抗凝药物剂量，预防出血与血栓形成。若白细胞计数持续升高或凝血功能指标异常波动，及时分析原因并处理。

D- 二聚体：定期检测 D- 二聚体水平，如每 3 日检测一次。D- 二聚体升高对血栓形成有提示意义，但需结合临床症状及其他检查综合判断。若 D- 二聚体持续升高且伴有下肢肿胀等症状，须进一步排查 DVT。

5. 心理状态评估

每日与患者及家属深入沟通，密切观察患者情绪并评估其焦虑程度。术后患者易因身体不适和对疾病预后担忧产生焦虑、恐惧情绪，这可能导致血管收缩，影响血液循环，不利于 VTE 预防。护理人员应主动交流、耐心答疑，给予心理支持，助其保持良好心态，积极配合治疗护理。患者术后康复担忧与家属信心不足会影响治疗依从性。若发现患者焦虑加重，需及时进行心理疏导，必要时请心理医生会诊。

案例五　脑梗死

一、案例资料

一般资料：患者，女性，94 岁。BMI 24.8kg/m²。

病史：患者一周前无明显诱因出现右侧肢体无力，右侧上肢持物不稳，右下肢站立困难，食欲缺乏，吞咽困难，为求进一步诊疗来急诊，急诊完善头部 CT 提示右侧放射冠区腔隙性脑梗死，急诊以脑梗死收入院。

既往史：既往体健，否认高血压、糖尿病、冠心病等病史。

入院体查：患者神志清楚，言语流利，精神差，双下肢稍水肿，右侧肢体肌力 4 级，左侧肢体肌力 5 级，四肢肌张力正常，双侧腱反射对称引出（++），双侧巴宾斯基征阴性，共济运动检查不配合。

辅助检查：血常规示嗜中性粒细胞（NE）70.8%，红细胞计数（RBC）3.08×10^{12}/L，血红蛋白（HGB）98.0g/L。

凝血功能+D-二聚体[凝血酶原时间（PT）活动度69.0%，凝血酶原时间（PT）15.90s，纤维蛋白原（FIB）1.72g/L，D-二聚体9.20μg/mL]同型半胱氨酸（HCY）22.20μmol/L。钾（K^+）3.0mmol/L。双下肢静脉彩超：双侧小腿肌间静脉血栓形成，右侧胫后静脉血栓形成，双侧股总静脉管壁增厚。

诊疗经过：结合患者临床表现、体征、检查结果等，脑梗死、双侧小腿肌间静脉血栓形成、右侧胫后静脉血栓形成、低钾血症的诊断明确。予以绝对卧床休息、重症监护、留置胃管、导尿管、抬高患肢等；治疗上予以低分子肝素抗凝，并予以改善循环、营养神经、调脂、纠正电解质紊乱等对症支持治疗，请康复科会诊行康复治疗。

二、护理问题及目标

（一）躯体活动障碍

主要表现：患者肢体无力、持物不稳、站立困难。

原因分析：脑梗死导致大脑运动神经元受损，使得神经信号传递受阻，无法有效支配肌肉运动。

目标：防止肌肉萎缩、关节挛缩、下肢深静脉血栓形成等严重并发症，帮助患者通过康复训练逐步恢复肢体运动能力，提高患者生活自理能力，从而提高患者生活质量，使其能够独立行走、完成简单的自我护理活动。

具体措施：早期帮助患者进行肢体的被动运动。每天至少进行2～3次，每次每个部位活动5～10min。从近端关节开始，逐渐向远端关节活动，包括屈伸、旋转、外展内收等动作，活动幅度以患者不感到疼痛为宜。鼓励患者进行主动运动，可以利用辅助工具，如握力球等，帮助患者增强手部力量。

（二）吞咽困难

主要表现：患者进食或饮水时呛咳、吞咽功能障碍，吞咽后口腔内有食物残留，可能导致口腔感染或误吸，还可能导致吸入性肺炎等并发症。

原因分析：脑梗死累及吞咽中枢，使吞咽反射的神经传导通路受损，导致吞咽动作不协调，患者口腔、咽喉肌肉功能障碍，使这些肌肉运动能力减弱，无法正常完成吞咽动作。

目标：短期内留置胃管保证患者安全进食，避免呛咳和误吸，维持患者基本的营养摄入，后期康复锻炼，改善吞咽功能，使患者能够正常进食，提高生活质量。

具体措施：① 由专业人员使用标准的评估工具（如洼田饮水试验）对患者的吞咽功能进行评估。② 保持口腔清洁，每天至少进行两次口腔护理。③ 口腔肌肉训练，指导患者进行口腔肌肉的训练，如鼓腮、吹气球、吸吮等动作，每天进行 3~4 次，每次 5~10min，以增强口腔肌肉的力量和协调性。④ 调整食物质地，将食物制成糊状或泥状，保证食物的营养均衡；进食量和速度，每次进食的量要少，一般先从 1~2mL 开始，逐渐增加，进食速度要慢，患者吞咽完成后再给予下一口食物，在患者进食过程中，密切观察患者的反应。

（三）有潜在的血栓脱落和栓塞风险

主要表现：患者长期卧床，患侧肢体活动减少，D-二聚体升高，为血栓风险高危患者。

原因分析：患者因脑梗死需接受抗血小板聚集治疗，双侧小腿肌间静脉血栓形成，右侧胫后静脉血栓形成，同时凝血功能异常。

目标：维持凝血功能在正常范围内，减少血栓并发症的发生。

具体措施：① 密切观察患者生命体征、皮肤、黏膜有无出血点，有无鼻出血、牙龈出血等情况。② 观察患者肢体肿胀程度、皮肤温度、颜色等，警惕新血栓形成。③ 定期复查凝血功能及 D-二聚体等指标。④ 指导患者避免剧烈活动，防止栓子掉落。同时适当活动肢体，促进血液循环。

三、干预成效

（一）躯体活动障碍

经过一段时间系统的康复护理干预，患者下肢抬腿力量也有明显增强，能够支撑身体站立更长时间，患者从完全无法站立到可借助辅助器具短时间站立，并且在借助助行器的情况下可缓慢行走一定距离，有效提升了患者的活动能力和生活质量。

（二）吞咽困难

通过专业评估工具监测，患者吞咽功能有不同程度的改善。患者已能够逐步过渡到半流质饮食，且进食过程相对顺畅，营养摄入得到有效保障，为整体康复提供了有力支持，患者生活质量在饮食方面得到明显改善。

（三）有潜在的血栓脱落和栓塞风险

通过物理预防及药物治疗，患者在住院期间未出现新的血栓形成，凝血功能指标保持稳定。肢体功能恢复方面，患者右侧肢体肌力有所提升，能够进行简单的日常活动。

四、血栓相关问题解析

（一）该患者 Caprini 血栓风险评分为什么是高危？

答：根据住院患者 Caprini 血栓风险评估表，患者 94 岁（3 分），卧床时间（2 分），下肢肿胀（1 分），1 个月内需长期卧床的脑卒中（5 分），D-二聚体 9.20μg/mL（3 分），总分为 14 分，Caprini 血栓风险评分≥9 分，为血栓风险高危患者。

（二）脑梗死合并 DVT 的患者如何进行抗凝药物治疗的安全管理，避免出血并发症？

答：对于脑梗后合并 DVT 的患者，抗凝治疗的管理尤为重要，需要在血栓风险和出血风险之间取得平衡。① 早期评估和个体化用药：在确诊 DVT 后，通常使用低分子肝素或新型口服抗凝剂，其不良反应相对较小，且药效可控，但必须在影像学确认没有新的出血迹象后才能启动抗凝治疗。② 监测出血并发症：使用抗凝药物期间，需严密观察患者的出血迹象，如皮肤出血点、牙龈出血、消化道出血等，并定期复查凝血功能，例如 APTT、PT 和 D-二聚体。③ 调整药物剂量：根据出血风险和凝血指标，及时调整抗凝药物的剂量。必要时可联合使用抗血小板药物，但需密切监测出血风险。③ 多学科协作：神经科、介入科和药剂科团队应共同参与患者的治疗，确保抗凝治疗的安全性和疗效。

（三）脑梗死治疗后如何区分下肢肿胀是由 DVT 还是其他因素引起的？

答：下肢肿胀可能有多种原因，包括静脉血栓、局部组织水肿、心力衰竭等。因此，区别 DVT 与其他病因的关键在于以下几点。① 症状表现：DVT 常伴有单侧下肢肿胀、疼痛和压痛，尤其是小腿部位的压痛。如果双下肢同时出现肿胀，需考虑心力衰竭或肾功能问题。② 体格检查：通过 Homan 征（小腿被动背屈时疼痛）或 Pratt 征（按压静脉时疼痛）初步判断下肢深静脉是否有血栓可能。③ 多普勒超声检查：是确诊 DVT 的金标准，可以准确评估静脉血栓的部位、大小以及血流情况。④ 其他检查：如果疑似是全身性水肿引起的肿胀，可以进行心脏超声或血液生化检查，以评估心脏功能或肾功能异常的可能性。

参考文献

[1] 贾建平,陈生. 神经病学 [M]. 8版. 北京:人民卫生出版社,2018.

[2] 何菁,王芳,熊璐璐,等. 脑卒中并发静脉血栓栓塞症的发生情况及危险因素分析 [J]. 四川大学学报(医学版),2023,54(3):638-641.

[3] 李欢欢,朱玉婷,朱欢欢. 脑卒中患者住院期间静脉血栓栓塞症发生率及影响因素 [J]. 中国实用神经疾病杂志,2023,26(12):1463-1467.

[4] 中华医学会外科学分会血管外科学组. 深静脉血栓形成的诊断和治疗指南(第三版)[J]. 中华普通外科杂志,2017,32(9):807-812.

[5] 尹琪楠,韩丽珠,边原,等. 2021ESC共识文件《急性深静脉血栓的诊断和管理》解读 [J]. 医药导报,2022,41(02):143-149.

[6] 植艳茹,李海燕,陆清声. 住院患者静脉血栓栓塞症预防护理与管理专家共识 [J]. 解放军护理杂志,2021,38(06):17-21.

[7] 王进. 探究彩色多普勒超声诊断下肢深静脉血栓(DVT)的意义 [J]. 影像技术,2020,32(02):27-28.

[8] 中华医学会心血管病学分会肺血管病学组,中国医师协会心血管内科医师分会. 急性肺血栓栓塞症诊断治疗中国专家共识 [J]. 中华内科杂志,2010,49(1):74-81.

[9] 中国静脉介入联盟,中国医师协会介入医师分会外周血管介

入专业委员会，国际血管联盟中国分部护理专业委员会.致命性肺血栓栓塞症急救护理专家共识[J].中华现代护理杂志，2023，29（17）：2241-2250.

[10] 徐少华，张静，孙永昌.无诱发因素肺血栓栓塞症研究进展[J].国际呼吸杂志，2022，42（3）：218-221.

[11] 国际血管联盟中国分部护理专业委员会.住院患者静脉血栓栓塞症预防护理与管理专家共识[J].解放军护理杂志，2021，38（6）：17-21.

[12] 董煜廷，徐建萍.脑卒中患者静脉血栓栓塞症危险因素及评估的研究进展[J].中华现代护理杂志，2019，25（21）：2764-2768.

[13] 郑悦平，胡美玲，贺爱兰，等.Caprini风险评估模型对住院脑卒中患者静脉血栓栓塞症的预测价值[J].国际神经病学神经外科学杂志，2022，49（1）：26-30.

[14] 李巍，王莉莉.Padua血栓评估模型对脑卒中患者静脉血栓栓塞症的评估价值[J].中国现代神经疾病杂志，2020，20（8）：727-732.

[15] 郑昕，郭军平，张润华，等.急性脑出血患者下肢深静脉血栓形成的危险因素分析[J].中国卒中杂志，2023，18（5）：577-582.

[16] 中国老年医学学会重症医学分会，浙江省重症医学临床医学研究中心.老年重症患者静脉血栓栓塞症预防中国专家共识（2023）[J].中华危重病急救医学，2023，35：561-572.

[17] 张雅芝，王颖，褚彦香，等.踝泵运动预防成人围手术期下肢深静脉血栓最佳证据总结[J].中华现代护理杂志，2022，28

（1）：15-21.

[18] 杨慕维，刘高，和意娴，等．物理预防对卒中患者静脉血栓栓塞预防效果的 meta 分析 [J]．中国卒中杂志，2021，16（11）：1115-1122．

[19] 朱丽筠，徐园，王晓杰，等．照顾者参与静脉血栓栓塞症防治管理的现状和启示：一项范围综述 [J]．中华现代护理杂志，2021，27（23）：3207-3211．

[20] 李晓强，张福先，王深明．深静脉血栓形成的诊断和治疗指南（第三版）[J]．中国血管外科杂志（电子版），2017，9（04）：250-257．

[21] 顾建平，徐克，滕皋军．下肢深静脉血栓形成介入治疗规范的专家共识（第 2 版）[J]．介入放射学杂志，2019，28（01）：1-10．

[22] 黄其俊，张岩，朱国献．静脉血栓栓塞症国内外指南解读 [J]．广东医学，2022，43（3）：285-288．

[23] 中华护理学会团体标准 T/CNAS 28 — 2023．成人住院患者静脉血栓栓塞症的预防护理．中华护理杂志，2023-02-10，http://www.zhhlxh.org.cn/．

[24] 植艳茹，李海燕，陆清声，等．住院患者静脉血栓栓塞症预防护理与管理专家共识 [J]．解放军护理杂志，2021，38（06）：17-21．

[25] 黄婷婷．舒适护理在脑血管病介入治疗中的应用进展 [J]．实用临床护理学电子杂志．2020，5（08）：198．

[26] 汤雪琴．脑血管介入术后患者饮水时间对造影剂肾损伤及术后并发症的影响研究 [D]．重庆医科大学，2022．

[27] 张改梅. 介入护理干预对脑血管介入术后并发症发生率的影响[J]. 内蒙古医学杂志, 2022, 54 (08): 1007-1008.

[28] 汤雪琴, 刘继红, 龚思媛.《急性缺血性脑卒中患者血管内介入治疗围术期护理专家共识》解读[J]. 护理研究, 2022, 36 (12): 2069-2073.

[29] 吴航, 黄德波, 周翠屏, 等. 以护士为主导的患者受控教育在神经介入术后二级预防中的效果[J]. 河北医药, 2020, 42 (17): 2711-2714.

[30] 周雪姣, 陈晴晴, 孙金菊, 等. 蛛网膜下腔出血患者并发下肢深静脉血栓的危险因素分析[J]. 中国卒中杂志, 2021, 16 (2): 163-167.

[31] 俞嘉昳, 吴建伟, 郑剑钧. 基于快速康复理念的集束化护理在神经介入治疗脑血管病中的应用[J]. 黑龙江医药科学, 2024, 47 (04): 140-141.

[32] 中国老年护理联盟. 老年患者出院准备服务专家共识(2019版)[J]. 中华护理杂志, 2020, 55 (2): 220-227.

[33] 黄其俊, 张岩, 朱国献. 静脉血栓栓塞症国内外指南解读[J]. 广东医学, 2022, 43 (03): 285-288.

[34] 王苏敏, 杨玉金, 颜兴伟, 等. 静脉血栓栓塞症病人下腔静脉滤器植入术围术期护理的研究进展[J]. 护理研究, 2021, 35 (02): 286-288.

[35] 江水芳, 任红俤, 林玫. 老年脑出血术后下肢深静脉血栓的早期预见性综合护理[J]. 福建医药杂志, 2020, 42 (03): 153-155.

[36] 全国肺栓塞和深静脉血栓形成防治能力建设项目专家委员会

《医院内静脉血栓栓塞症防治质量评价与管理指南（2022版）》编写专家组. 医院内静脉血栓栓塞症防治质量评价与管理指南（2022版）[J]. 中华医学杂志, 2022, 102（42）: 3338-3348.

[37] Konstantinides S V, Meyer G, Becattini C, et al. 2019 ESC Guidelines for the diagnosis and management of acute pulmonary embolism developed in collaboration with the European Respiratory Society (ERS) [J]. Eur Heart J, 2020, 41 (4): 543-603.

[38] Xu H, Chen B Z, Zhou D M, et al. Effect of combined application of compression stockings and low molecular weight heparin sodium on the prevention of deep venous thrombosis of lower limbs in patients with surgery[J]. Jinagsu Medical Journal, 2020, 46 (3): 257-259.

[39] Connolly S J, Eikelboom J W, Joyner C D, et al. (2019). Effect of Dabigatran vs Warfarin on Risk of Bleeding in Patients With Atrial Fibrillation: The RELY Randomized Clinical Trial[J]. JAMA, 321 (16), 1551-1552.

[40] Steinhubl S R, Linderbaum B, Pollack CV Jr, et al. (2018). Idarucizumab for Dabigatran Reversal-Final Report[J]. N Engl J Med, 379 (10), 915-924.

[41] Zhang Z, Lei J, Shao X, et al. Trends in hospitalization and in-hospital mortality from VTE, 2007 to 2016, in China [J]. Chest, 2019, 155 (2): 342-353.